Spagyrik · Meridiane · Emotionen

Emotionale und seelische Störungen behandeln mit Hilfe der Spagyrik und der Meridianlehre

Roland Lackner und Olivier Stasse

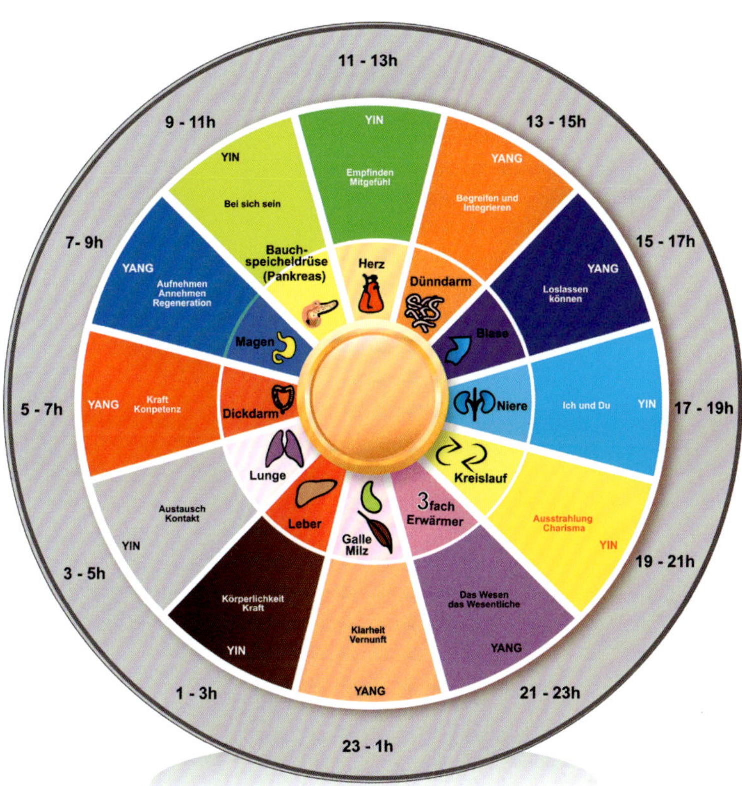

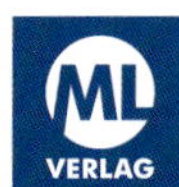

Die Autoren **Roland Lackner** und **Olivier Stasse** sind erreichbar unter
www.spagyrikinbalance.com.

3. Auflage 2021

Titelbild: © psdesign1 – Fotolia.com

Druck: Generál Nyomda Kft., H-6727 Szeged

www.ml-buchverlag.de

ISBN (Buch): 978-3-96474-477-7
ISBN (E-Book/PDF): 978-3-96474-478-4

Inhalt

Vorwort

Wir arbeiten jetzt seit mehreren Jahren mit den Meridianen, den energetischen Themen und den dazu gehörigen Emotionen. Es lag also nichts näher, als die Sitzungsergebnisse mit dazu verordneten spagyrischen Essenzen zu stabilisieren. Wir konnten feststellen, dass die Sitzung dauerhaft erfolgreicher war, wenn wir für die betroffenen Meridiane entsprechende Essenzen dazu verordnet haben.

Deshalb möchten wir Ihnen in diesem Buch eine Methode der energetischen Meridian-Behandlung, die dazu gehörigen Emotionen und damit verbundene Themen sowie Formulierungen, die für die betroffenen Meridiane geeignet sind, vorstellen.

Wir wünschen Ihnen viel Spaß und therapeutischen Erfolg mit der vorliegenden Methode.

Ihr Praxisteam „Spagyrik in Balance"

Olivier Stasse *Roland Lackner*

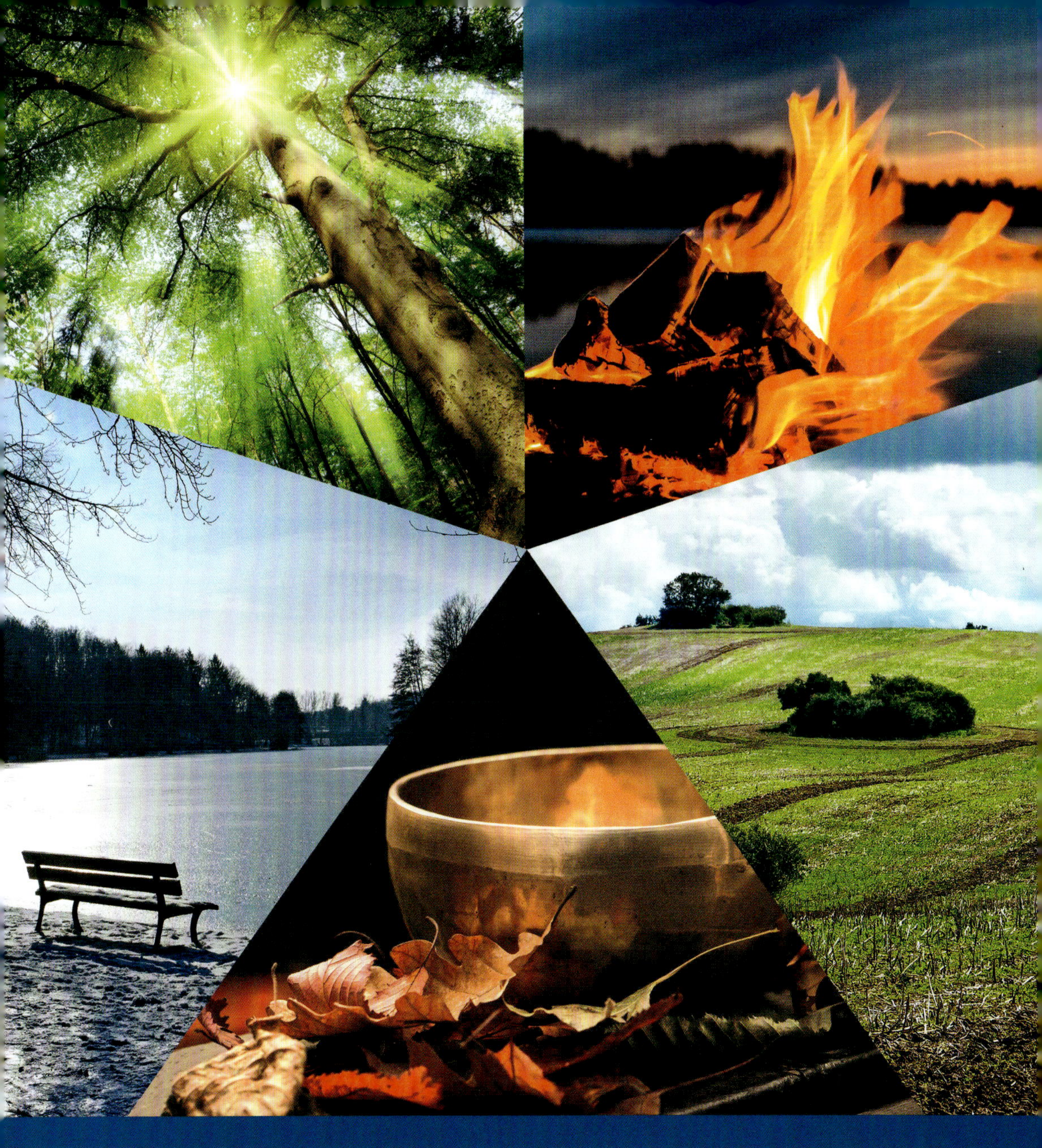

Elemente

Die 5 Elemente

Die 5 Elemente stammen aus der alten taoistischen Philosophie. Das „Tao" steht für den Zyklus oder besser gesagt, die Zyklen des Lebens. Das „Tao" versucht in einfachen Symbolbildern zu erklären, wie Dinge in der Natur und als Spiegelung beim Menschen funktionieren. Der Mensch wird in seiner Dynamik des Entstehens, des gelebten Lebens und des Vergehens beschrieben. Der Taoismus erklärt, dass die 5 Elemente in Beziehung zueinander stehen. Demnach kann der Mensch in seinem gesamten „Sein" durch die Zyklen aus der Elementenlehre beschrieben werden. Diese lassen sich durch 5 Elemente darstellen, die in Beziehung zueinander stehen.

SPAGYRIK und der TCM 5-Elemente-Zyklus

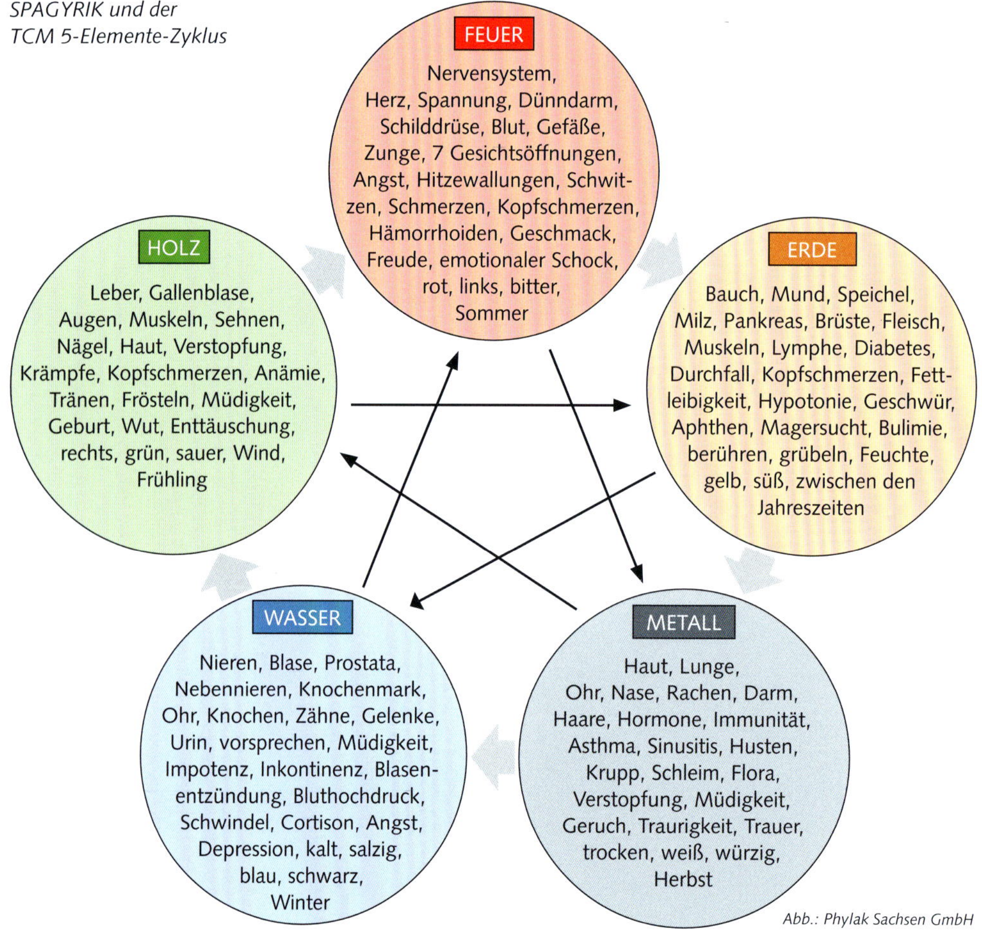

Abb.: Phylak Sachsen GmbH

In der Abbildung (links) sehen Sie, wie sich die Zyklen aneinander anschließen, um so von einer Energie in die nächste Energie zu „fließen".

Mit den 5 Elementen sind bestimmte Meridiane, Körperbereiche und Organe stets in Verbindung. Die Elemente Holz, Feuer, Erde, Metall und Wasser sind die 5 Erscheinungsformen der Lebensenergie und stehen ständig in lebendigem Kontakt zueinander.

HOLZ	Achillea, Agnus, Allium sat, Arnica, Bryonia, Carduus, Chelidonium, Cynara, Euphrasia, Fagopyrum, Lycopodium, Mentha, Nux vomica, Rosmarinus, Taraxacum, Neem, Dioscorea, Juniperus, Podophyllum, Tilia, Quercus, Azadirachta, Lobelia, Iberis, Alchemilla, Primula, Zingiber, Curcuma, Kalmia, Nigella
FEUER	Aconitum, Aesculus, Allium sat, Arnica, Artemisia vulg, Avena, Belladonna, Convallaria, Crataegus, Eleutherococcus, Fucus, Gelsemium, Ginkgo, Humulus, Hypericum, Matricaria, Melilotus, Melissa, Piper, Rauwolfia, Rosmarinus, Ruta, Valeriana, Viscum, Yohimbé, Azadirachta, Catharanthus, Vinca, Tilia, Pilocarpus, Quercus, Coffea arabica, Datura, Dulcamara, Lobelia, Iberis, Alchemilla, Primula, Lycopus, Pareira, Zingiber, Curcuma, Kalmia, Hyoscyamus, Nigella
ERDE	Aesculus, Angelica, Arnica, Artemisia abs, Artemisia vulg, Calendula, China, Eleutherococcus, Galium, Gentiana, Ginkgo, Iris, Mandragora, Matricaria, Melilotus, Melissa, Mentha, Okoubaka, Phytolacca, Pulsatilla, Salvia, Taraxacum, Vaccinium, Azadirachta, Tilia, Quercus, Nicotiana tabacum, Coffea arabica, Nuphar, Dulcamara, Lobelia, Iberis, Alchemilla, Lycopus, Zingiber, Curcuma, Imperatoria, Kalmia, Nigella, Brassica, Sinapis
METALL	Achillea, Aconitum, Agnus, Allium cepa, Allium sat, Amygdala, Angelica, Aralia, Artemisia abs, Bellis, Bryonia, Calendula, Cardiospermum, Cimicifuga, Drosera, Echinacea ang, Echinacea pall, Echinacea purp, Eleutherococcus, Ephedra, Eupatorium, Gelsemium, Humulus, Hydrastis, Malva, Mandragora, Matricaria, Okoubaka, Piper, Propolis, Pulsatilla, Rhus tox, Rosmarinus, Salvia, Sambucus, Thuja, Thymus, Tropaeolum, Viola, Echinacea, Azadirachta, Dioscorea, Taxus, Podophyllum, Vinca, Quercus, Tabacum, Nuphar, Lobelia, Iberis, Alchemilla, Primula, Lycopus, Zingiber, Curcuma, Imperatoria, Hyoscyamus, Nigella, Brassica, Sinapis
WASSER	Achillea, Aconitum, Allium cepa, Bellis, Betula, Bryonia, Equisetum, Euphrasia, Fagopyrum, Fucus, Gelsemium, Lycopodium, Phytolacca, Rhus tox, Sabal, Sambucus, Sarsaparilla, Solidago, Symphytum, Thuja, Urtica, Azadirachta, Juniperus, Pilocarpus, Quercus, Nuphar, Dulcamara, Lobelia, Lycopus, Pareira, Zingiber, Curcuma, Nigella

Die in den Schaukästen aufgeführten Pflanzen gibt es als spagyrische Essenzen der Firma Phylak Sachsen GmbH.

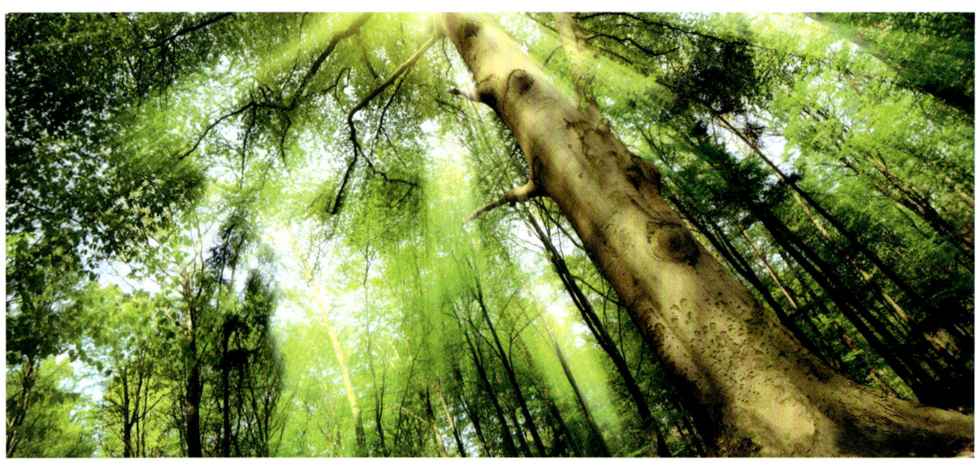

Frühling: Element Holz

(Leber-Meridian und Gallenblasen-Meridian)

Tausend neue Möglichkeiten

„Wir brauchen nicht so fortzuleben,
wie wir gestern gelebt haben.
Macht euch nur von dieser Anschauung los,
und tausend Möglichkeiten laden uns
zu neuem Leben ein."

Christian Morgenstern

Jahreszeit:	Frühling, Zeit des Neubeginns allen Lebens
Organe:	Augen, Sehnen und Bänder, Leber, Gallenblase, Stoffwechsel
Emotion:	Wut, Zorn, Aggression, Übermut
Aufgabe:	Kontrolle über Emotionen und Handlungen
Typus:	Körperlich kraftloser Typus, der intelligent und rege ist Neigung sowohl zur Cholerik/aber auch zu Depressionen
Hauptthemen:	Im Augen-Blick leben und sein Die Ich-Kräfte werden ins Leben gebracht und gelebt und somit kann das Leben verwirklicht werden Nach C. G. Jung: Individuationsprozesse als Sinnbild der Verstoffwechselung aller Lebensereignisse werden adäquat umgesetzt Umsetzung der Lebensthemen in Lebens- und Sinnkrisen

Der Leber- und der Gallenblasen-Meridian gehören beide zum Holz-Element. Holz entspricht der Qualität des Frühlings, dem Aufbruch und Wachstum. Die Natur erwacht und die Kräfte, die lange geschlummert haben, werden nun wieder aktiv. Man ahnt, dass die kommende Wärme und Sonne alle bisher schlummernden Kräfte, die man in der vorhergehenden Phase zur Regeneration genutzt hat, nun vollends aufbrechen, um am Leben wieder Spaß und Freude zu haben. Der Frühling ist auch die Vorbereitung auf die Zeit des Sommers, in der die zur Verfügung stehenden Energien genutzt werden, um voller Freude das Leben auszuschöpfen.

Der Frühling hat eine eigene Dynamik, indem er die Ruhe des Winters und Dynamik des feurigen Sommers in sich vereint. Daraus entsteht eine schöne Balance. Frühling ist ein langsamer Erwachungsprozess. Das, was in der Ruhe herangereift ist, kann sich jetzt langsam in der Materie manifestieren. In der Spagyrik wäre dieser Prozess der langsame Übergang von der lunaren, ruhenden Phase des Lebens in die solare, aktive Phase. Der Frühling ist quasi ein Zwischenschritt, der dem Menschen ermöglicht, sich in der Ruhe auszuprobieren, um dann in der Dynamik mit dem Erworbenen zu funktionieren.

Das Holz-Element verlangt von uns MUT aus dem Schlaf zu kommen, um die Realität des Lebens anzuschauen. Nachdem der Winter vorüber ist, stellt sich die Frage, was zu tun ist, um für die Phase des Wachstums und des Reifens gerüstet und für den nächsten, im Zyklus sicher kommenden Winter, vorbereitet zu sein.

Der Frühling ist also die Umsetzungsphase von den ersten Schritten im Leben hin zu dem, was dem Leben Spaß und Freude gibt. Die Energie kann noch genutzt werden, um sich zu trainieren und auszuprobieren, damit die Energien des Sommers, die die Perfektion erfordern, einen nicht überfordern.

Auch wenn scheinbar nichts passiert, müssen die Aufgabe des Holzes anerkannt und die stillen Kräfte der Natur erkundet werden. Der Mensch vom Samenkorn zur vollen Pflanze, der sich seiner Kräfte voll bewusst ist, aber genügend Geduld aufbringt, um zu wachsen und zu reifen, überlässt sich dem Leben. Wenn die Pflanze zu schnell in die Höhe schießt, kann ein leichter Sturm dieses instabile Wesen schnell zerstören. Die Leber versorgt unsere Muskeln und Sehnen mit Blut, damit wir uns bewegen können und erhöht unsere Bereitschaft unser Potenzial zu entfalten. Die Leber ist das größte Entgiftungsorgan unseres Körpers und hier geht es auch um emotionale Entgiftung. Emotional befreit kann die innere Wärme die Extremitäten des Körpers erreichen.

Die Gallenblase hilft uns Entscheidungen zu treffen. Hier ist es wichtig seinen ersten Impulsen zu vertrauen und nicht 20 Jahre lang über Entscheidungen zu meditieren. Denn letzteres mag die Gallenblase gar nicht und es wird nicht nur die Energie innerhalb des Gallenblasen-Meridians zum Erliegen bringen, sondern führt innerlich zum Streik und zu massiven Blockaden, die sich auf körperlicher, seelischer und geistiger Ebene als massive Blockaden bemerkbar machen.

Soll ich kündigen oder nicht?
Soll ich meinen Beruf wechseln?
Soll ich mich trennen und einen neuen Partner suchen?

Hier geht es darum, zu entscheiden, was wichtig ist und was gut tut. Und zwar ohne Schuldgefühle und Wenn und Aber.

Das Element Holz hat mit Neubeginn zu tun und möchte uns sagen: „Ab heute darfst du eine neue Wahl im Leben treffen." Entweder bleibe ich mit der Außenwelt im Konflikt und bin Opfer meines Lebens oder ich entscheide mich, die eigene Verantwortung für mein Leben zu übernehmen. Das Holz sagt uns: „Ab jetzt bist du dein eigener Picasso deines Lebens. Aus meiner Qualität und Energie darfst du bauen, was du dir im Leben immer gewünscht hast."

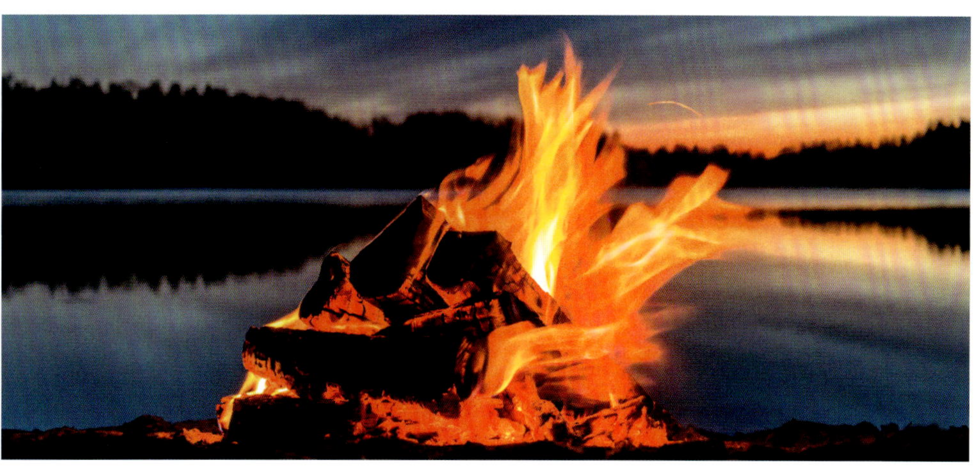

(Hoch-)Sommer: Element Feuer

(Herz-Meridian, Dünndarm-Meridian, Dreifach-Erwärmer-Meridian und Kreislauf-Sexus-Meridian)

„Nur ein begeisterter Mann kann etwas Großes und über das Gewöhnliche Erhabene aussprechen. Wenn er das Gemeine und Alltägliche verachtet und in heiliger Begeisterung sich höher schwingt, dann erst verkündet er Größeres, als ein sterblicher Mund. Nichts Erhabenes und Hohes kann er erreichen, solange er bei sich selbst ist; abweichen muß er vom Gewöhnlichen, sich aufwärts schwingen, in die Zügel knirschen und seinen Lenker (den Verstand nämlich) mit sich reißen und ihn dahin führen, wohin zu steigen er für sich selbst wohl nicht gewagt hätte."

Seneca

Jahreszeit:	Sommer, Zeit der Unbeschwertheit und des Überflusses
Organe:	Herz, Dünndarm, Gefäße, Zunge
Emotion:	Freude, Liebe, Selbstwert
Aufgabe:	Überwinde Kummer und Melancholie zugunsten ungetrübter Lebensfreude
Typus:	Stämmiger, gut trainierter Typ. Intelligenter Analytiker Unruhig, eitel und kann kein Vertrauen entwickeln
Hauptthemen:	Die Emotion Freude als Quinta Essentia allen Seins erleben und leben Der Mensch auf dem Höhepunkt seines Seins mit dem Thema: Vorbereitung auf den nahenden Abstieg Die Herzenergie als Verbindung von Materie (Chakren 1 bis 3) und höheren geistigen Prinzipien (Chakren 5 bis 8) Der Mensch im Fluss des Lebens und das Einfließen in den Ozean des Lebens

Das Element Feuer ist dem Herz-Meridian, Dünndarm-Meridian, Dreifach-Erwärmer- und dem Kreislauf-Sexus-Meridian zugeordnet.

Die Natur zeigt uns ihre Schönheit, die Wiesen sind voller Blumen und verteilen ihre besten Düfte, die Tage sind heiß und lang, die Nächte sind lau und das Feuer-Element regiert. Die Landschaft ist in voller Blüte und erstrahlt in Ihren schönsten Farben. Die Natur verschenkt sich aus ganzem Herzen, ohne nach dem „Danach" und „kann es so weitergehen" zu fragen.

Ralph Waldo Emerson hat einmal gesagt, dass nichts Großes je ohne Begeisterung geschaffen wurde. Diese Aussage könnte stellvertretend für die Qualität des Elementes Feuer stehen.

Hier sind wir endlich bereit zum Feiern und uns auf die Liebe einzulassen. Die Liebe zum Leben, die Liebe zum Nächsten und die Liebe für die ganze Schöpfung.

Wir wollen Leidenschaft und alles aus dem Leben nehmen, was uns zur Verfügung steht. Wir sind bereit, uns zu geben und uns zu öffnen. Wir sind bereit, all unsere Energien zur Verfügung zu stellen, damit das Leben in seiner Gänze gelingen kann. Wir möchten unser ganzes Potenzial entfalten, ohne nach dem Morgen zu fragen.

Wir haben endlich mal Freude am Leben und wollen glücklich sein. Es geht um Genuss und nicht mehr darum nachzudenken, wo die Bedürfnisse sind und wie ich sie erfüllen kann. Es ist alles da: Obst und Gemüse. Die Farben sind vielfältig und man braucht sich nur zu bedienen. Das Universum verschenkt sich in einem Sinnen- und Farbenrausch, der uns manchmal wie betrunken machen kann – trunken vor Glück und Glückseligkeit.

Menschen wollen ihre Zeit meistens draußen verbringen. Das Miteinander ist ihnen wichtig, sodass soziale Kontakte gepflegt und Hobbies geübt werden. Das was am Leben Spaß macht, hat wieder Platz in unserem System.

Hier ist Ausdehnung angesagt, jedoch Vorsicht!

Schlussendlich haben wir es hier mit einem Element zu tun, das uns verbrennen kann. Das Feuer ist ein Element, das uns schnell vernichtet, wenn wir uns zu sehr für eine Aufgabe einsetzen oder wenn wir zu sehr für eine Sache „brennen". Das Feuer kann sich grenzenlos ausbreiten und dem eigentlichen Sinn des Feuers, sich mit Begeisterung zu transformieren, so schaden, dass eine Blockade auftritt.

Feuer öffnet unsere Augen, das zu sehen, was wir bisher nicht sehen konnten. Es bringt Licht in unsere Dunkelheit und tiefsten Schatten. Neue Erkenntnisse werden gewonnen, vielleicht über Dinge, die bisher nicht funktioniert haben.

Der Mensch öffnet sich in dieser Zeitqualität für die Spiritualität sowie die Gesetze des Lebens und braucht wenig Anstrengung um Klarheit zu bekommen.

Wir sind voller Begeisterung und brennen für unsere Kreativität, unser Potenzial, unser Dasein und wollen auch unsere Familien und Freunde mit auf diese Reise nehmen. Dabei wird aber häufig übersehen, dass sich das Gegenüber in einem ganz anderen Modus befindet und vielleicht unsere Begeisterung gar nicht teilen kann oder will. Wir merken nicht, dass wir gebremst werden. Wie bei einem Motor, der sich heiß läuft, weil Schmieröl fehlt, laufen auch unsere Energiesysteme langsam heiß, was zu einem Stau in den dem Feuer zugeordneten Meridianen führt. Also Vorsicht, wen Sie auf Ihre Reise des Feuers mitnehmen werden.

Ein Ausgleich zwischen Öffnung des Herzens und Schutz wäre hier ideal. Sich zu sehr zu öffnen könnte zu Enttäuschungen und Verrat führen. Der Kreislauf-Sexus unterstützt das Herz wie Flügeltüren und hilft uns zu entscheiden, was hinein darf und was nicht. Sich öffnen, aber den Schutz dabei nicht vergessen, ist das Wichtigste beim Feuer. Sonst breitet es sich aus und vernichtet Sie eventuell.

Der Dünndarm trennt das Reine vom Unreinen und leitet die wertvolle, gereinigte Flüssigkeit an die Milz weiter.

Der Dreifach-Erwärmer unterstützt durch seine wärmende Funktion, wenn wir uns in bestimmten Situationen durch zu viel Öffnung unbeschützt und am Boden zerstört fühlen.

Beim Feuer-Element ist eine Balance zwischen Licht und Schatten zu schaffen. Zu viel Licht und zu viel Naivität könnten uns schaden. Wir sind und leben in der Polarität und in einer Welt, die Gut und Böse ist. Versuchen wir am besten die dunklen Seiten des Menschen zu akzeptieren und uns von dem ebenfalls in ihm vorhandenen Licht inspirieren und begeistern lassen.

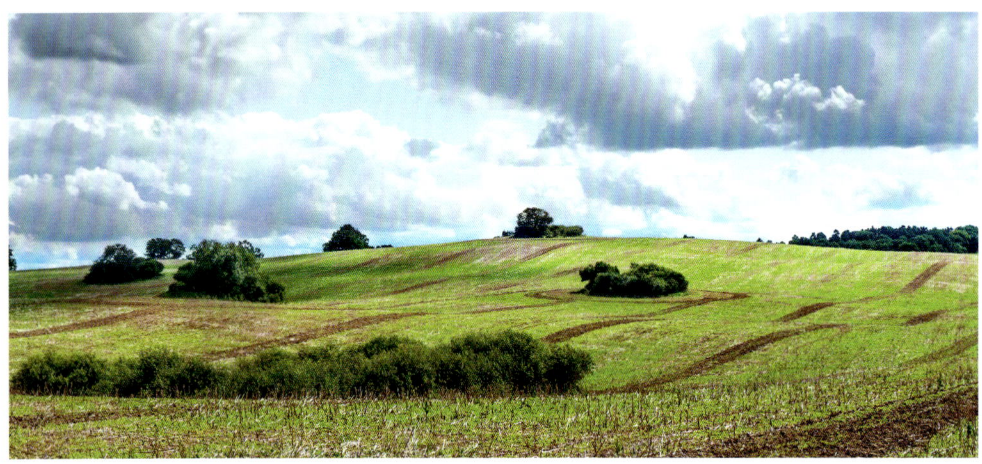

Spätsommer: Element Erde

(Magen-Meridian & Milz-Meridian)

„Die Seele nährt sich von dem, an dem sie sich erfreut."

Augustinus

Jahreszeit:	Spätsommer, Die Zeit der Ernte und der Üppigkeit
Organe:	Lippen, Bindegewebe, Milz, Pankreas, Magen
Emotion:	Grübeln, Zurückweisung und Mitleid
Aufgabe:	Entwickle Mitgefühl mit allem Sein und allen Wesen
Typus:	Füllig-stabiler Typ. Sehr hilfsbereit Treu, loyal, aufrichtig, vermeidet Auseinandersetzungen
Hauptthemen:	Seine eigene Mitte finden und dadurch mit der Matrix und Gott verbunden sein Abgrenzung und Auseinandersetzung mit allem, was mich „durchdringt" Vernunft und Disziplin in einer lebensfördernden Art und Weise leben Ausbildung von Toleranz und Mitgefühl für alle Wesen

Die Meridiane des Magens und der Milz gehören zum Erd-Element. Dieses Element ist sowohl neben der Theorie von Yin und Yang die Stärke der Mitte als auch entscheidend für unsere gesamte Gesundheit. Die Erde steht auch stellvertretend für den Menschen, der entweder die Inkarnation annimmt und sich als irdisches Wesen sieht oder den Menschen, der seine Inkarnation und die Existenz auf der Erde negiert und sich in spirituelle Welten flüchtet. Hier ist auch die Auseinandersetzung mit dem eigenen Schatten beheimatet. Der Schatten macht 95 Prozent unseres Wesens aus und wenn wir ihn nicht anerkennen, werden 95 Prozent unseres Wesens gegen uns kämpfen. Erde bedeutet also primär „Ich bin ein Teil dieser Welt und werde nach meinem Dasein auch wieder als Erde der Welt zur Verfügung stehen". Von diesem Punkt aus kann man die Inkarnation erkunden. Die anderen Elemente, die um die Erde herum angeordnet sind, sind Aufgaben für den Menschen, um als menschliches Wesen zur Ganzheit zu kommen.

Die Hauptfunktion vom Erd-Element ist die Nahrung und die darin enthaltenen Nährstoffe im Blut zu verteilen. So wird der Körper genährt. Natürlich geht es beim Magen-Meridian nicht nur um die feste Nahrung, die wir zu uns nehmen, sondern auch um das, was wir im Leben gezwungen sind zu verdauen. Der Volksmund redet über das, „was wir im Leben nicht verdaut haben" oder was „ uns auf den Magen geschlagen ist". Es ist also klar, dass der Magen in allen Kulturen auch immer die Funktion eines energetischen Verdauens dessen ist, was uns von außen konfrontiert.

Von der physiologischen Position liegen beide Organe in der Mitte des Körpers und sorgen für unsere vitalen Bedürfnisse. Die Mitte hält nicht nur unsere Organe zusammen, sondern versorgt sie auch noch mit Wärme und Energie, die wir für unsere Lebenskraft brauchen. Der Magen trennt das „Reine" und „Unreine". Der „reine" Teil geht nach oben zur Milz, um dort in Stoffe umgewandelt zu werden, die dem Körper und auch dem Geist als Nahrung dienen können. Die Milz transformiert und wandelt die reine Essenz, die aus der Nahrung gewonnen wird, in für den Körper verwertbare Stoffe um, die in Form von Lebensenergie (Qi), als informelle Energie in Form von Blut und emotionale Energie in Form von Körperflüssigkeiten von unserem Körper gebraucht wird.

In dieser Phase geht es jetzt darum, den Überschwang und die Freude des Hochsommers in konstruktive Bahnen zu lenken. Wir formen aus der Energie der Freude und des Überflusses eine Energie, die so komprimiert ist, dass sie uns nun aus der Essenz des Überflusses dienen kann. Aus dem Flächenbrand des Hochsommers haben wir nun ein Lagerfeuer gemacht, vielleicht eine Feuerstelle gebaut, um die Energien zu konzentrieren und besser konstruktiv nutzen zu können. Wir bereiten uns auf den kommenden Herbst und Winter vor, der Zeit der Energieverdichtung, in der alles Überflüssige losgelassen werden darf bzw. kann und wo wir zu unserer ureigenen Essenz finden können, die Zeit der Begegnung zu uns selbst.

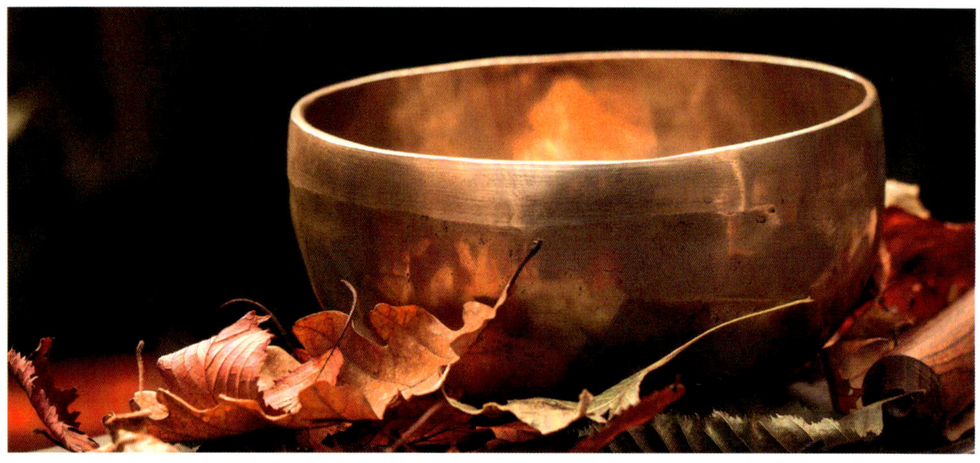

Herbst: Element Metall

(Lungen-Meridian und Dickdarm-Meridian)

„Wenn ich loslasse, was ich bin,
werde ich, was ich sein könnte.
Wenn ich loslasse, was ich habe,
bekomme ich was ich brauche."

Lao Tse

Jahreszeit:	Herbst, Zeit des Abschieds und der nahenden Erstarrung
Organe:	Lunge, Haut, Dickdarm, Nase
Emotion:	Trauer, Kummer, Schuld
Aufgabe:	Lerne zu sein ohne an das Leben anzuhaften und lasse los in allen Lebenslagen
Typus:	Schmaler Typ, sehr ordnungsliebend, kehrt Emotionen nach innen, Hektiker
Hauptthemen:	Ausbildung der intuitiven und sensitiven Fähigkeiten Läuterung durch intensive Trauerprozesse „Trockenheit der Seele" Der Mensch auf den Wüstenstrecken seines Lebens Öffnung für transzendentierende Gottes- und Lebenserfahrungen

Der Meridian der Lunge und des Dickdarms ist dem Metall-Element zugeordnet. Wir trennen uns von Sachen oder Umständen, die vielleicht nicht mehr in unser Leben passen, und wollen uns neu orientieren und sortieren. Hier unterstützt das Metall-Element unsere Atmung, unsere Haut und unsere Verdauung. Die Kraft des Metall-Elements gibt uns Mut „Nein" zu sagen, auf uns zu achten und Grenzen zu setzen.

Erlaubt man sich nicht „Nein" zu sagen, machen wir die Türen für Viren und Bakterien wie auch für Fremdenergien, die uns negativ beeinflussen können, weit auf. Das Grundthema beim Metall-Element ist die Selbst-Ehrlichkeit. Ein „Nein" nach außen heißt also, gleichzeitig „Ja" zu sich selbst. Die Möglichkeit besteht also sich zu transformieren, um auf die nächste Ebene zu kommen. Die Transformation kann aber nur geschehen, wenn der Mensch bereit ist alles zu tun, um sich vom Alten zu trennen, und bereit ist, das Alte abgeben zu wollen. Hier handelt es sich um die klare Energie des Himmels (Zukunft), die von uns aufgenommen wird, und die trübe und schattenhafte Energie des Menschen (Vergangenheit), die ausgeschieden werden kann.

Im Herbst verlieren Bäume ihre Blätter, die sie an die Erde weitergeben. Die Natur lässt los und zeigt uns, wie einfach und schön dieses Ritual sein kann. Loslassen tut nicht weh. Menschen hängen häufig an Verletzungen. Sich verletzt fühlen, hat nur mit unserem Ego zu tun. Die Zeit ist gekommen, seinen Keller (das Unterbewusstsein) aufzuräumen und sich von alten Sachen zu trennen.

Wissen Sie, was Ihr Keller beinhaltet, während Sie dieses Buch lesen?
Brauchen Sie unbedingt die Dinge, die dort stehen?
Und wie lange brauchen Sie noch, sich von alten Erinnerungen, die in Ihrem Leben keinen Platz mehr haben, zu trennen?

Keller steht für das Unterbewusstsein des Menschen. Alte Sachen sortieren wäre für Sie und Ihr Unterbewusstsein im Herbst eine optimale Übung und eine gute Vorbereitung, damit das Neue in Ihr Leben kommen kann.

Lunge und Dickdarm erlauben uns immer mehr, uns unserer Ehrlichkeit und Authentizität zu nähern, wenn wir es zulassen.

Nur indem wir authentisch, ehrlich mit uns selbst und unserer Umwelt sind, haben wir die Möglichkeit, in die Tiefen unserer Seele hinabzusteigen und dort uns mit unserem Schatten, der zu unserer Identität gehört, anzufreunden.

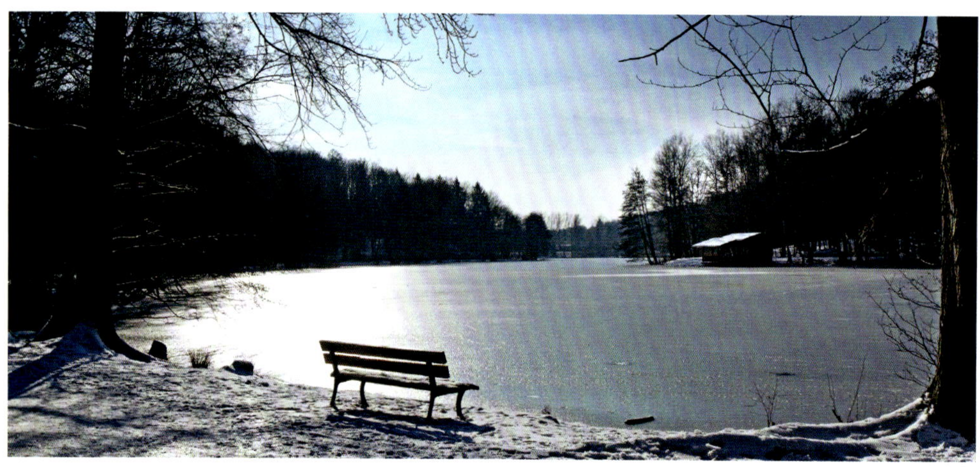

Winter: Element Wasser

(Nieren-Meridian und Blasen-Meridian)

„Nicht den Tod sollte man fürchten,
sondern dass man nie beginnt zu leben."

Marcus Aurelius
(121–180, römischer Kaiser)

Jahreszeit:	Winter, Zeit der Starre, des Rückzugs
Organe:	Niere, Blase, Knochen, Ohren
Emotion:	Angst, Erb-Qi-Substanz (= angeborener Energievorrat für die gesamte Inkarnation)
Aufgabe:	Mit Tatkraft der eigenen Lebensbestimmung folgen und dabei Urvertrauen entwickeln
Typus:	Ein kultivierter, schlaksiger Mensch, ein klarer Denker mit festen Prinzipien Zwei charakterliche Typen: • klarer authentischer aufrichtiger Mensch • oder: unaufrichtig und hinterhältig
Hauptthema:	Sicherheit und Festigkeit in allen Strukturen und das Annehmen dessen, was uns für dieses Leben gegeben wurde Der richtige Umgang mit den verschiedenen Phasen des Lebens (z.B. Schlaf-Wach-Rhythmus) Nicht starr und kalt werden, sondern dem Fluss des Lebens folgen Seine Ängste besiegen, um zum Urvertrauen zurückzufinden

Die Organe des Wasser-Elementes sind Niere und die Harnblase.

Mit dem Wasser-Element endet der 5-Elemente-Kreislauf, bevor er mit dem Frühling und dem Element Holz wieder lebendig und kraftvoll werden kann.

Durch den Winter kommt der Mensch in die Stille, in die Dunkelheit und in die Reflexion. Es fordert von uns Mut, nach Innen zu schauen. In diesem Raum braucht der Mensch weniger Aktivität als sonst und sollte auf seinen Schlaf achten. Das Wasser repräsentiert Tod und Wiedergeburt, Menschen sterben oft im Winter und neue Kinder werden geboren.

Das Wasser lehrt sich dem Fluss des Lebens zu überlassen. Die Emotionen sind wichtiger Bestandteil eines gelungenen Lebens, das in der Balance zwischen der Festigkeit des Metalls und dem Fließen des Wassers am besten gelingt.

Wasser verlangt von uns weniger Anstrengungen und Kräfte sammeln. In seinem Urvertrauen bleiben, weniger Aktionismus, weniger Ego und sich weniger nach außen zeigen.

Weihnachten ist die Zeit der Ruhe. Das bedeutet Schutz, in sich und zu Hause ausruhen sowie in Verbindung mit seiner inneren Quelle kommen.

Stattdessen fühlen wir uns verpflichtet, diese wertvolle Zeit mit Menschen und Familien zu verbringen, auf die wir oft keine Lust haben. Wir rennen ständig und suchen nach wertvollen Geschenken, die hoffentlich gefallen werden. Familiendramen und Muster, wie die Angst, nicht geliebt zu werden, werden neu aktiviert. In Großkonzernen müssen wir kurz vor Weihnachten leisten und erfolgreich sein. Die Angst, seine Jahresziele nicht erreichen zu können, hat sich schon angekündigt. Wir machen, tun und erschöpfen unsere Nieren, unsere Lebensenergie, die in diesem Moment kaum mehr vorhanden ist.

Die Nieren sind unser Energiereservoir und brauchen Ruhe, um den Brennstoff wieder auffüllen zu können. Die unerlöste Hauptemotion bei den Nieren ist die Angst, man friert, zittert und bekommt kalte Füße. Man hat Angst seine Meinung zu geben, weniger zu leisten, sein wahres Gesicht zu zeigen, da es schlimme Konsequenzen für unsere Existenz haben könnte.

Die Blase ist die Zwillingschwester der Nieren und kontrolliert, was und wieviel ausgeschieden werden kann.

In den Nieren sind die Essenz und der Lebensplan gespeichert, vor dem wir oft Angst haben. Es wurde von uns oft in der Praxis beobachtet, wie viele Menschen sich vor ihrem Herzenswunsch fürchten und sich aus dieser Angst heraus nicht trauen, diesen umzusetzen.

Nieren und Blase verlangen Authentizität und Entschlossenheit, das zu tun, wofür man geboren wurde. Beide Organe schenken uns Vertrauen, in Verbindung mit unserer Quelle zu sein und aus unserer Quelle zu schöpfen.

Bestimmung des Elemente-Typus

Wir geben Ihnen in diesem Kapitel eine Möglichkeit, anhand des Geburtsdatums Ihren individuellen Elemente-Typus zu erkennen.

Gehen Sie das Ganze spielerisch mit einem nicht zu großen Ernst an. Natürlich wird auch das Leben und seine Herausforderungen einen bestimmten Typus aus Ihnen gemacht haben. Doch häufig finde ich in der Geburtsentsprechung anamnestisch eine sehr hohe Übereinstimmung mit nicht offensichtlichen Themen. Wir lassen uns in der Praxis anhand der Tabelle so leiten, dass unbewusste oder verdrängte Anteile, die in der Anamnese nicht zur Sprache gekommen sind, ergänzend besprochen werden können.

In der chinesischen Astrologie ist dem jeweiligen Jahressternzeichen ein Element zugeordnet. Sie können anhand unten eingefügter Tabelle dieses Ihrem Sternzeichen zugeordnete Element herausfinden.

CAVE: Bitte beachten Sie, dass das chinesische Jahr nicht mit dem europäischen Jahr identisch ist.

Wenn Sie das Element gefunden haben, können Sie im Kapitel über das Wesen der Elemente nachlesen, welche Themen bei Ihnen eventuell unerlöst sein könnten.

Chinesisches Tierkreiszeichen	Geburtsdatum	Element
Ratte	05.02.1924 – 24.01.1925	Holz
Büffel	25.01.1925 – 12.02.1926	Holz
Tiger	13.02.1926 – 01.02.1927	Feuer
Hase	02.02.1927 – 21.01.1928	Feuer
Drache	22.01.1928 – 08.02.1929	Erde
Schlange	09.02.1929 – 28.01.1930	Erde
Pferd	29.01.1930 – 16.02.1931	Metall
Schaf	17.02.1931 – 05.02.1932	Metall
Affe	06.02.1932 – 24.01.1933	Wasser
Hahn	25.01.1933 – 13.02.1934	Wasser
Hund	14.02.1934 – 02.02.1935	Holz
Schwein	03.02.1935 – 23.01.1936	Holz
Ratte	24.01.1936 – 10.02.1937	Feuer
Büffel	11.02.1937 – 30.01.1938	Feuer
Tiger	31.01.1938 – 18.02.1939	Erde
Hase	19.02.1939 – 07.02.1940	Erde
Drache	08.02.1940 – 26.01.1941	Metall
Schlange	27.01.1941 – 14.02.1942	Metall
Pferd	15.02.1942 – 03.02.1943	Wasser
Schaf	04.02.1943 – 24.01.1944	Wasser
Affe	25.01.1944 – 11.02.1945	Holz
Hahn	12.02.1945 – 01.02.1946	Holz
Hund	02.02.1946 – 21.01.1947	Feuer
Schwein	22.01.1947 – 09.02.1948	Feuer
Ratte	10.02.1948 – 28.01.1949	Erde
Büffel	29.01.1949 – 15.02.1950	Erde
Tiger	16.02.1950 – 05.02.1951	Metall
Hase	06.02.1951 – 25.01.1952	Metall
Drache	26.01.1952 – 13.02.1953	Wasser
Schlange	14.02.1953 – 02.02.1954	Wasser
Pferd	03.02.1954 – 23.01.1955	Holz

Chinesisches Tierkreiszeichen	Geburtsdatum	Element
Schaf	24.01.1955 – 10.02.1956	Holz
Affe	11.02.1956 – 29.01.1957	Feuer
Hahn	30.01.1957 – 17.02.1958	Feuer
Hund	18.02.1958 – 06.02.1959	Erde
Schwein	07.02.1959 – 27.01.1960	Erde
Ratte	28.01.1960 – 14.02.1961	Metall
Büffel	15.02.1961 – 04.02.1962	Metall
Tiger	05.02.1962 – 24.01.1963	Wasser
Hase	25.01.1963 – 12.02.1964	Wasser
Drache	13.02.1964 – 02.02.1965	Holz
Schlange	03.02.1965 – 20.01.1966	Holz
Pferd	21.01.1966 – 08.02.1967	Feuer
Schaf	09.02.1967 – 28.01.1968	Feuer
Affe	29.01.1968 – 15.02.1969	Erde
Hahn	16.02.1969 – 05.02.1970	Erde
Hund	06.02.1970 – 25.01.1971	Metall
Schwein	26.01.1971 – 14.02.1972	Metall
Ratte	15.02.1972 – 02.02.1973	Wasser
Büffel	03.02.1973 – 22.01.1974	Wasser
Tiger	23.01.1974 – 10.02.1975	Holz
Hase	11.02.1975 – 30.01.1976	Holz
Drache	31.01.1976 – 17.02.1977	Feuer
Schlange	18.02.1977 – 06.02.1978	Feuer
Pferd	07.02.1978 – 27.01.1979	Erde
Schaf	28.01.1979 – 15.02.1980	Erde
Affe	16.02.1980 – 03.02.1981	Metall
Hahn	04.02.1981 – 24.01.1982	Metall
Hund	25.01.1982 – 12.02.1983	Wasser
Schwein	13.02.1983 – 31.01.1984	Wasser
Ratte	01.02.1984 – 18.02.1985	Holz
Büffel	19.02.1985 – 08.02.1986	Holz

Chinesisches Tierkreiszeichen	Geburtsdatum	Element
Tiger	09.02.1986 – 28.01.1987	Feuer
Hase	29.01.1987 – 16.02.1988	Feuer
Drache	17.02.1988 – 05.02.1989	Erde
Schlange	06.02.1989 – 25.01.1990	Erde
Pferd	26.01.1990 – 13.02.1991	Metall
Schaf	14.02.1991 – 02.02.1992	Metall
Affe	03.02.1992 – 21.01.1993	Wasser
Hahn	22.01.1993 – 09.02.1994	Wasser
Hund	10.02.1994 – 29.01.1995	Holz
Schwein	30.01.1995 – 17.02.1996	Holz
Ratte	18.02.1996 – 06.02.1997	Feuer
Büffel	07.02.1997 – 27.01.1998	Feuer
Tiger	28.01.1998 – 15.02.1999	Erde
Hase	16.02.1999 – 03.02.2000	Erde
Drache	04.02.2000 – 24.01.2001	Metall
Schlange	25.01.2001 – 12.02.2002	Metall
Pferd	13.02.2002 – 02.02.2003	Wasser
Schaf	03.02.2003 – 20.01.2004	Wasser
Affe	21.01.2004 – 08.02.2005	Holz
Hahn	09.02.2005 – 28.01.2006	Holz
Hund	29.01.2006 – 15.02.2007	Feuer
Schwein	16.02.2007 – 06.02.2008	Feuer
Ratte	07.02.2008 – 25.01.2009	Erde
Büffel	26.01.2009 – 13.02.2010	Erde
Tiger	14.02.2010 – 02.02.2011	Metall
Hase	03.02.2011 – 22.01.2012	Metall
Drache	23.01.2012 – 09.02.2013	Wasser
Schlange	10.02-2013 – 30.01.2014	Wasser
Pferd	31.01.2014 – 18.02.2015	Holz
Schaf	19.02.2015 – 07.02.2016	Holz
Affe	08.02.2016 – 27.01.2017	Feuer

Chinesisches Tierkreiszeichen	Geburtsdatum	Element
Hahn	28.01.2017 – 15.02.2018	Feuer
Hund	16.02.2018 – 04.02.2019	Erde
Schwein	05.02.2019 – 24.01.2020	Erde
Ratte	25.01.2020 – 11.02.2021	Metall
Büffel	12.02.2021 – 31.01.2022	Metall
Tiger	01.02.2022 – 21.01.2023	Wasser
Hase	22.01.2023 – 09.02.2024	Wasser
Drache	10.02.2024 – 28.01.2025	Holz
Schlange	29.01.2025 – 16.02.2026	Holz
Pferd	17.02.2026 – 05.02.2027	Feuer
Ziege	06.02.2027 – 25.01.2028	Feuer
Affe	26.01.2028 – 12.02.2029	Erde
Hahn	13.02.2029 – 02.02.2030	Erde
Hund	03.02.2030 – 22.01.2031	Metall
Schwein	23.01.2031 – 10.02.2032	Metall
Ratte	11.02.2032 – 30.01.2033	Wasser
Büffel	31.01.2033 – 18.02.2034	Wasser
Tiger	19.02.2034 – 07.02.2035	Holz
Hase	08.02.2035 – 27.01.2036	Holz
Drache	28.01.2036 – 14.02.2037	Feuer
Schlange	15.02.2037 – 03.02.2038	Feuer
Pferd	04.02.2038 – 23.01.2039	Erde
Ziege	24.01.2039 – 11.02.2040	Erde
Affe	12.02.2040 – 31.01.2041	Metall
Hahn	01.02.2041 – 21.01.2042	Metall
Hund	22.01.2042 – 09.02.2043	Wasser
Schwein	10.02.2043 – 29.01.2044	Wasser

Die 5 Elemente und die chinesischen Tierkreiszeichen

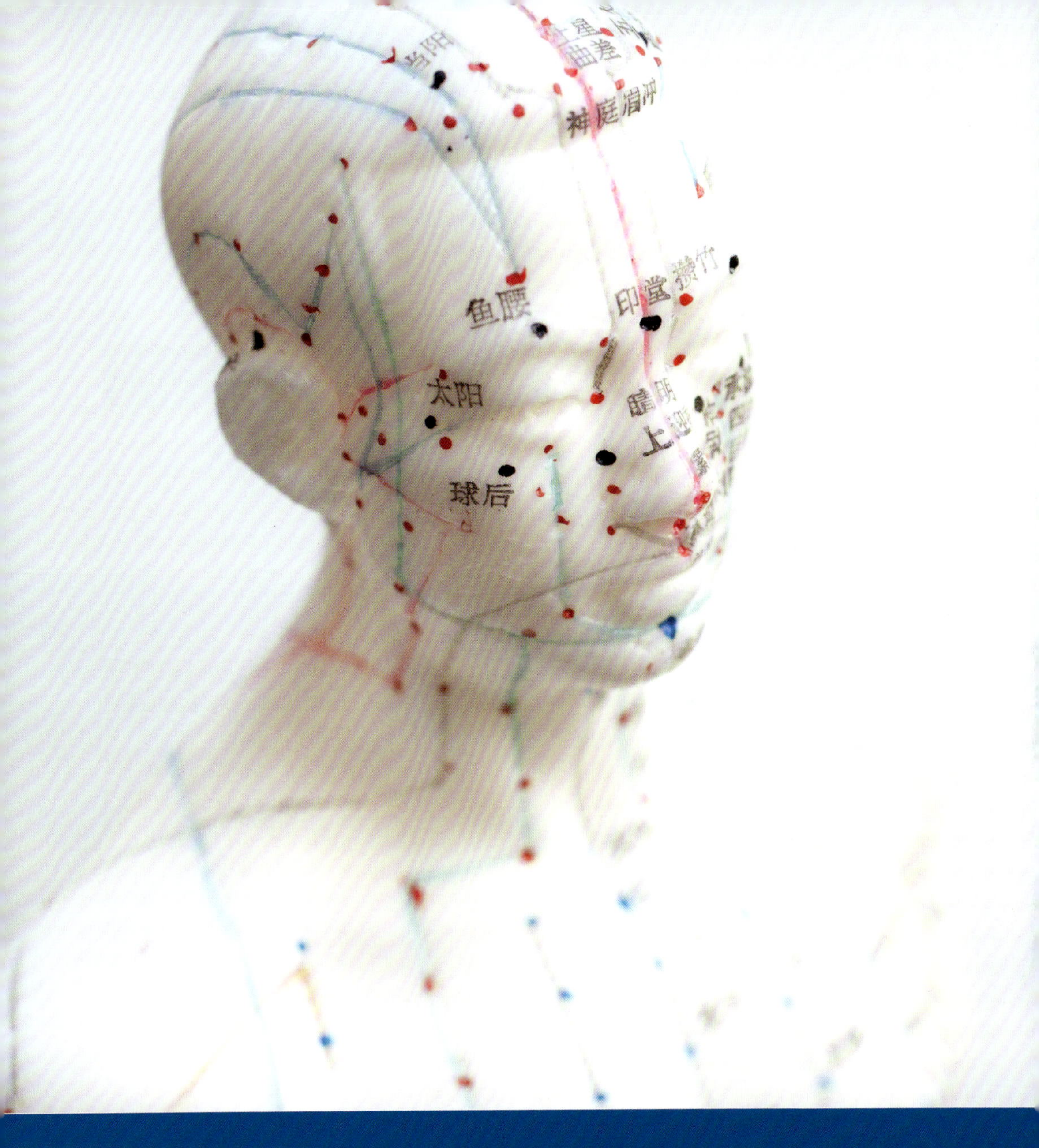

Meridiane

Meridiane

Wesen der Meridiane

Holz

Leber-Meridian
Die Leber hilft uns, lebensverneinende Emotionen umzuwandeln in konstruktive Emotionen, um unser Potenzial besser entfalten zu können.

Gallenblasen-Meridian
Die Gallenblase verlangt Klarheit und Entschlossenheit bezüglich Themen, die wie Steine bisher unser Leben blockiert haben.

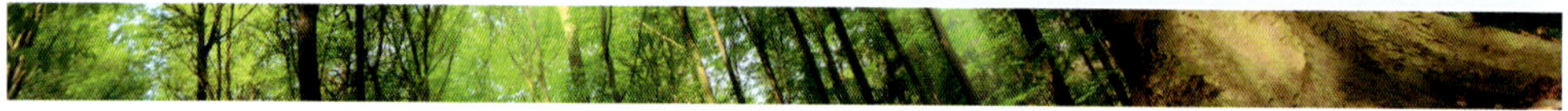

Feuer

Herz-Meridian
Das Herz steht für Loyalität zu unseren wahren Herzenswünschen, die gelebt werden und im Leben umgesetzt werden möchten.

Dünndarm-Meridian
Der Dünndarm ist unser alchemistischer Ofen und schafft die Trennung zwischen reinen und unreinen Gedanken. Was nicht mehr ins Leben passt, wird konsequent verbrannt, sodass wir kraftvoller vorwärts gehen können.

Dreifach-Erwärmer-Meridian
Der Dreifach-Erwärmer ermöglicht die Heilung früherer Verletzungen und vor allem des Inneren Kindes, das bisher von uns abgelehnt worden ist.

Kreislauf-Sexus-Meridian
Der Kreislauf-Sexus beschäftigt sich mit schockhaften Ereignissen und hilft uns, unsere Opferrolle zu verlassen, damit die Selbstliebe in uns aktiviert werden kann.

Erde

Magen-Meridian
Der Magen möchte, dass wir unsere wahren Bedürfnisse „erfühlen“, statt diese mit übermäßigem Essen zu deckeln.

Milz-Meridian
Die Milz ist unsere Verbindung zu unserer Ahnenkraft und gibt uns das Recht, den „Sauerstoff“ und die Liebe aus dem Familiensystem ohne Schuldgefühle zu atmen.

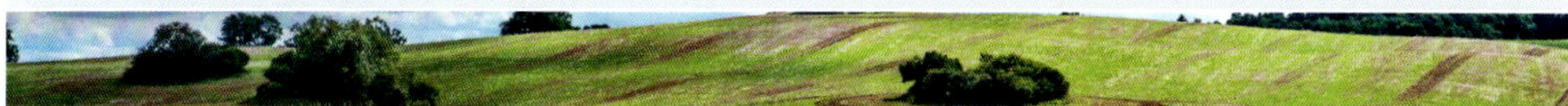

Metall

Lungen-Meridian
Die Lunge möchte uns zeigen, dass Weinen in Ordnung ist. Trauer und Kummer sind Prozesse, die gelebt werden dürfen.

Dickdarm-Meridian
Der Dickdarm zeigt uns, dass man an dem „Familienschmutz“ nicht mehr festhalten muss. Man darf loslassen und seinen eigenen Platz im Leben finden.

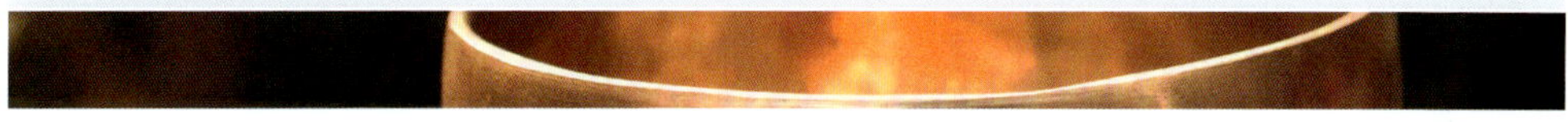

Wasser

Nieren-Meridian
Die Nieren haben mit der Akzeptanz dieser Inkarnation zu tun um voller Vertrauen in die Zukunft gehen zu können. Auch Krisenzeiten und Zusammenbrüche haben etwas Gutes, sie reinigen und bringen uns auf die nächste Ebene.

Blasen-Meridian
Die Blase möchte uns mitteilen, dass wir von unseren eigenen Schatten Angst haben. Wir lernen, Licht und Schatten in uns als Dualität zu akzeptieren.

Meridiane und die Lebensenergie (das Qi)

Körperliche, emotionale und geistig-seelische Gesundheit hängt nach dem Verständnis der chinesischen Medizin vom freien Fluss der Lebensenergie (Qi = Chi) ab. Die Lebensenergie fließt in sogenannten Meridianen, auch Energiebahnen genannt. Jeder Meridian unterstützt die Kommunikation zwischen inneren Organen, Nerven, Blutfluss und anderen Funktionsstrukturen Ihres Körpers. Natürlich werden auch energetische Vorgänge innerhalb des Körpers von den Meridianen versorgt. Außerdem verbinden sie die obere und untere Körperhälfte, die linke und rechte Körperseite, sowie die Körpervorderseite und Körperrückseite.

Meridiane enthalten nach Vorstellung der TCM eine farblose Flüssigkeit, die durch Ihren Körper fließt und durch die Herzenergie energetisiert wird. Ihr Strömungsgebiet liegt flach unter der Haut im Unterhautzellgewebe, wo sie eine Einheit mit den inneren Organen und der Körperoberfläche bilden. Alle Meridiane sind über ihre Anfangs- und Endpunkte direkt miteinander verbunden.

Das Qi fließt in den Meridianen wie Flüsse in bestimmte Richtungen und durch bestimmte Körperregionen. Wenn wir krank sind, kann die Lebensenergie unseren Körper nicht mehr ungehindert durchströmen. Der „Fluss" wird gestaut und fließt nicht gleichmäßig weiter. Dies ist der Beginn von Krankheit oder psychoenergetischen und emotionalen Blockaden, die uns das Leben schwer machen.

Krankheit und psychoenergetische/emotionale Störungen = Blockierung des Energieflusses

Für die Chinesen ist Qi die allem Lebendigen innewohnende Lebenskraft der Natur. Qi ist Leben, ständig in Bewegung, fließend, Veränderungen hervorbringend. Jede Verlangsamung oder Stagnation des Fließens bedeutet Störung der Lebensvorgänge. Als Lebensvorgänge können auch karmische und schicksalhafte Ereignisse im Leben angesehen werden. Partnerwahl, Erfolg im Beruf und Glück werden von früheren Ereignissen stark beeinflusst und jede „gestaute" Energie hat einen direkten Einfluss auf unsere Zukunft.

Innerhalb von 24 Stunden zirkuliert das Qi durch alle zwölf Organ-Meridiane. Das bedeutet, dass die Energie ca. zwei Stunden benötigt, um jeden Meridian zu durchfluten.

Die Ursache der Blockaden kann eine Überenergie oder Unterenergie sein. Das Ziel einer Meridian-Behandlung mit den spagyrischen Meridiankomplexen ist, die Energiebahnen wieder ins Gleichgewicht zu bringen, um die Selbstheilungskräfte zu aktivieren bzw. die gestauten Emotionen aufzulösen. Lediglich 20 Prozent der Energie versorgen das Organ direkt. Die restlichen 80 Prozent verteilen sich auf zugehörige Strukturen.

CAVE: Wenn die Energie in einem Meridian blockiert ist, können wir nicht daraus schließen, dass im damit verbundenen Organ ein Problem vorliegt.

Belastende Emotionen wie Stress, Sorgen, Ängste, Nöte, Abneigungen, Ärger, Trauer etc. können innere Organe und den Körper insgesamt schwächen, da sie in einer besonderen Wechselwirkung mit diesen stehen. Umgekehrt können erkrankte innere Organe emotionale Entgleisungen hervorrufen.

In der Praxis beschäftigen wir uns intensiv mit Emotionen und Saboteuren, die aus unserer Kindheit entstanden sind. Wir nutzen die Meridiane und deren zugeordneten Emotionen, um emotionelle Störungen besser identifizieren zu können. Die Erkenntnis ist oft die Lösung für ein Problem. Die Spagyrik hilft uns dabei, durch Mithilfe der spagyrischen Essenzen und der Erkenntnis des Patienten die Ursache einer Krankheit langfristig zu beseitigen.

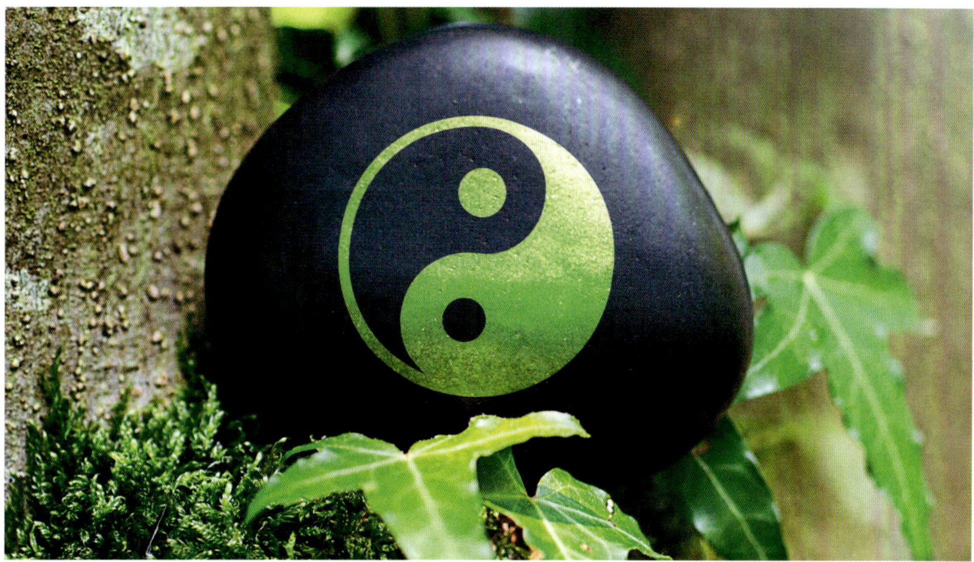

Yin und Yang: Zwei Polaritäten

Yin und Yang repräsentieren die Gegensätze von männlich und weiblich, Ehefrau und Ehemann, süß und sauer, den Atemrhythmus mit dem Ein- und Ausatmen, Licht und Dunkelheit. Alle Erscheinungen des Lebens zeigen sich als Yin oder Yang, die symbolische Darstellung von Polarität. Durch diese Polarität ist Wahrnehmung erst möglich. Ein Aspekt erschafft den anderen und umgekehrt. Aufgrund der rhythmischen Aufeinanderfolge dieser beiden Prinzipien entsteht Bewegung und Energie. Jeder Aspekt erschafft somit sein Gegenstück und jeder Aspekt ermöglicht es gleichzeitig, seinen Gegenpart zu erkennen und zu sehen. Wird der eine Teil zu klein, muss der andere zwangsläufig größer werden, um das Ganze auszufüllen. Beide Kräfte sind voneinander abhängig und ständig in Bewegung. Erst durch die Vereinigung und Gleichgewicht von weiblichen und männlichen Energien ist die schöpferische Kraft möglich. Handeln wir entgegen diesem natürlichen Lauf, so entsteht Krankheit auf allen Ebenen, denn die Kräfte von Yin und Yang bestimmen Körper, Seele und Geist. Das Ziel der spagyrischen Mittel ist es, durch Meridiankorrekturen einen Yin- und Yang-Ausgleich zu bewirken. Yin und Yang sind verantwortlich für einander. Sie steuern einander und **transformieren** sich ineinander:

Hauptübersicht über die Entsprechungen von Yin und Yang:

Yin	Yang
Linke Seite	Rechte Seite
Innen	Außen
Unterkörper	Oberkörper
Kälte	Wärme
Frieren	Schwitzen
Ruhe	Dynamik
Schwer	Leicht
Mangel	Übermaß
Passivität	Aktivität
Vollorgane	Hohlorgane

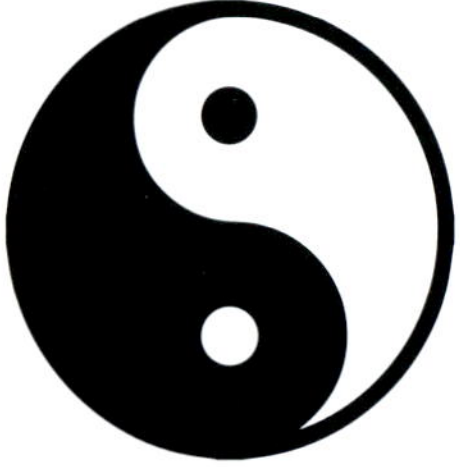

Das Yin-Yang-Rad – Symbol des Taoismus

Methoden zur Identifikation gestörter Meridiane

Um einen Meridian der eine Harmonisierung braucht als gestört zu identifizieren, können verschiedene Methoden verwendet werden. Wir stellen Ihnen in diesem Kapitel verschiedene Methoden vor, falls Sie nicht schon eine eigene Methode besitzen. Natürlich kann jede Methode, die die Energie und die Störung in einem Meridian beschreibt, angewendet werden. Fühlen Sie sich durch diese Liste inspiriert und beachten Sie, dass keiner Methode ein besonderer Vorzug gegeben wird.

Gespräch und Intuition:
Für jeden Meridian gibt es eine Beschreibung des unerlösten und erlösten Typus. Nach Ihrem Gespräch mit Ihrem Klienten/Patienten sollte es Ihnen möglich sein zu erkennen, welche Meridian-Mischung in dem Moment benötigt wird, um die Selbstheilungskräfte wieder aktivieren zu können.

VERTRAUEN Sie Ihrer INTUITION!

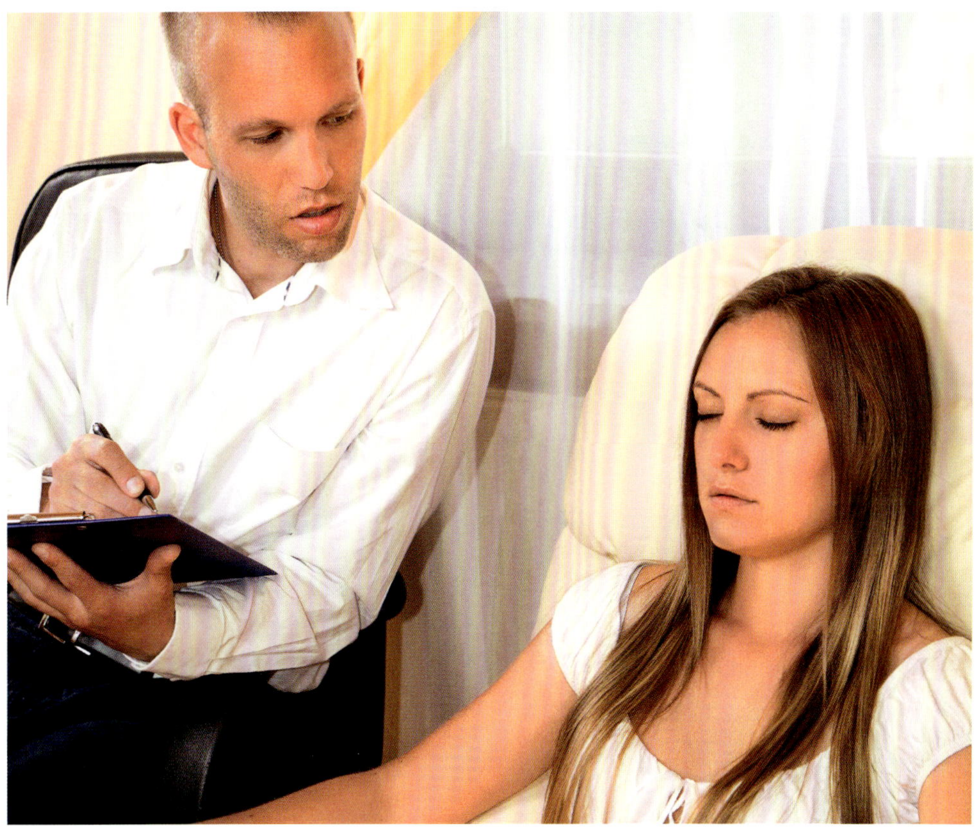

Augendiagnostik:
Mit Hilfe der Augendiagnose kann man Organe erkennen, die am meisten Aufmerksamkeit brauchen. Eine Störung der Pigmentierung oder andere Hinweise aus dem Auge dienen hier dazu, einen geeigneten Meridian auszuwählen, der energetisch Aufmerksamkeit braucht.

Kinesiologie:
Die Kinesiologie sieht den Menschen als Einheit von Körper, Geist und Seele. Dabei gehen die Kinesiologen davon aus, dass das menschliche System genau erkennen kann, was ihn blockiert. Der kinesiologische Muskeltest zeigt an, welcher Meridian blockiert ist und Harmonisierung braucht. Sie können die verschiedenen kinesiologischen Methoden zur Testung gestörter Meridiane anwenden. Um zu entdecken, welcher Meridian balanciert werden soll, kann hier eine Berührung der Alarmpunkte beim Testen sinnvoll sein.

Pendeln:
Der Ausgangspunkt wäre hier zu fragen, welcher Meridian einen Ausgleich braucht. Hier könnte man auch die zwölf vorgeschlagenen Mischungen pendeln und fragen, welche Mischung für einen gesunden Körper, Geist und Seele erforderlich wäre.

Systemische Aufstellung:
Man kann die 12 Meridiane verdeckt oder offen aufstellen, und den Patienten fragen, welche Empfindungen er bei dem jeweiligen Meridian hat. Dabei kann man zum Beispiel ein Blatt Papier mit dem Namen des Meridians offen oder verdeckt auf den Boden legen. Wenn Sie diese Methode öfter anwenden, ist es sinnvoll, die Blätter zu laminieren, sodass diese problemlos mehrmals verwendet werden können.

Falls Sie schon Geräte zur Bioresonanz oder Elektroakupunktur besitzen, können Sie diese natürlich auch gerne verwenden.

Verknüpfung von Kinesiologie und Emotionen:
Wir haben in diesem Buch kinesiologische Balancen aus der Praxis angeführt, die sich in der täglichen Arbeit besonders bewährt haben. Diese Übungen helfen den gespeicherten Stress abzubauen und zusätzlich einen direkten Zugang zu seinen Emotionen wiederzufinden. Wenn Patienten während der Meridianarbeit sehr emotional werden und weinen, ist dies ein gutes Zeichen. Emotionale Blockaden werden hierbei aufgelöst. Die vorgeschlagenen spagyrischen Mischungen führen die in der Praxis begonnene Arbeit zu Hause weiter.

Leber-Meridian

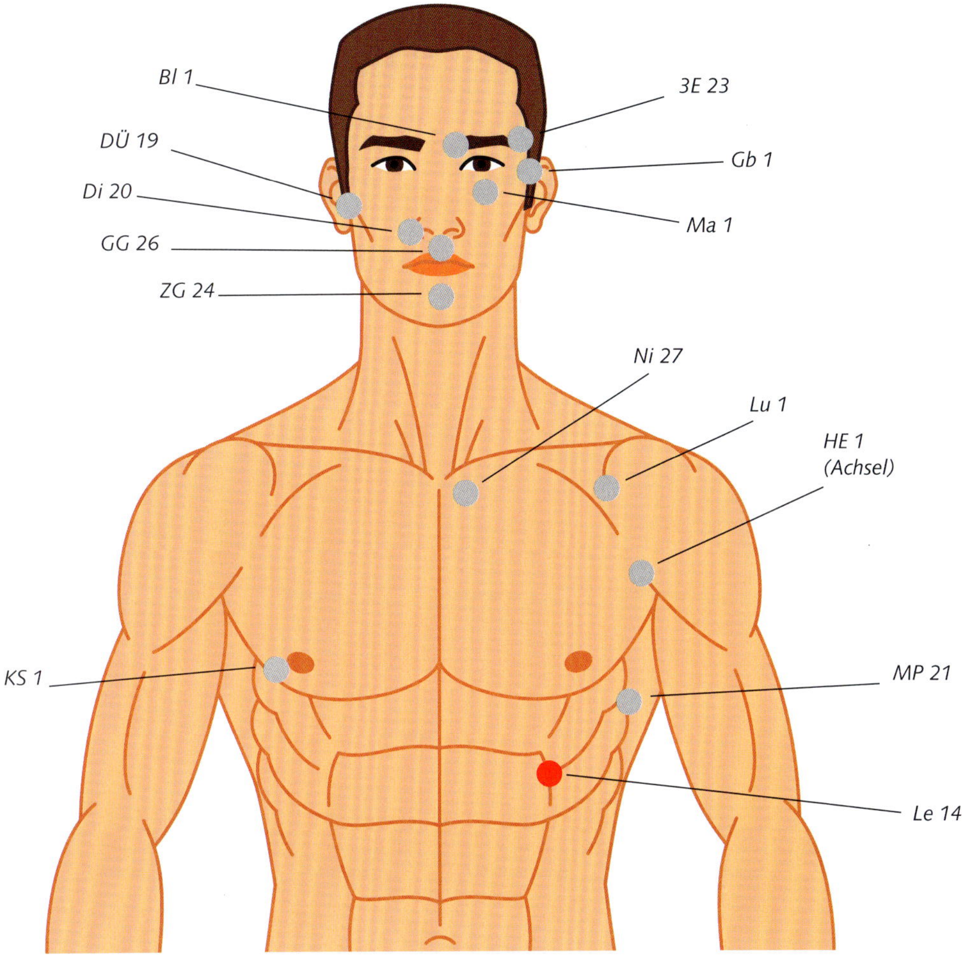

Bl 1
3E 23
DÜ 19
Gb 1
Di 20
Ma 1
GG 26
ZG 24
Ni 27
Lu 1
HE 1
(Achsel)
KS 1
MP 21
Le 14

Bl 67
Gb 44
Ma 45
Le 1
MP 1

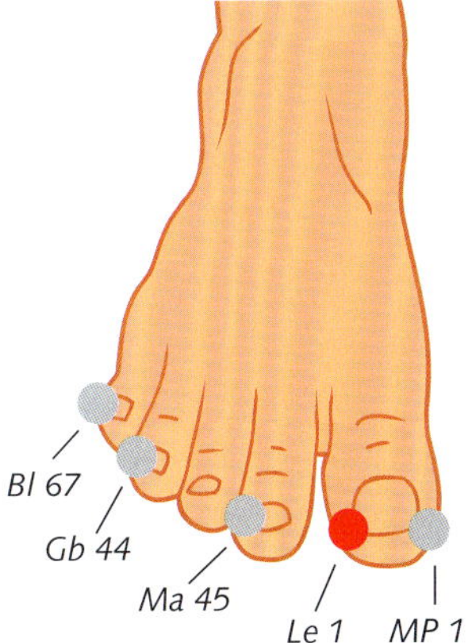

Anfangspunkt (Le 1):
im inneren Nagelfalzwinkel der Großen Zehe

Endpunkt (Le 14):
zwischen 6. Und 7. Rippe, senkrecht unter der Brustwarze

Meridianverlauf
Leber-Meridian

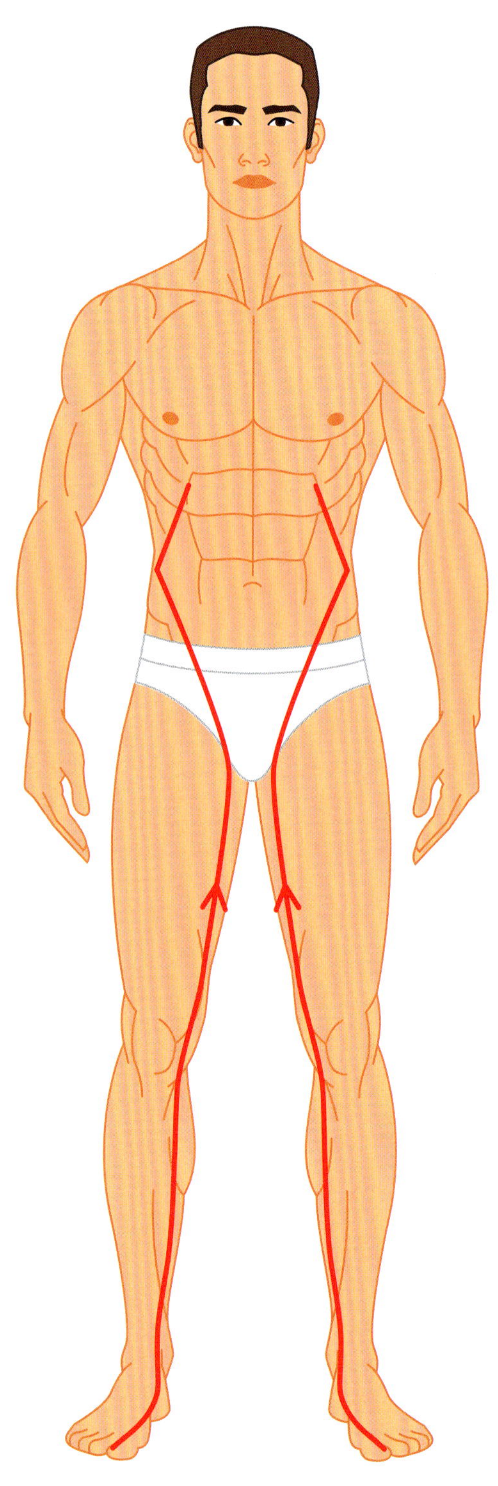

Die Leber ist verantwortlich für die Blutversorgung des Bewegungsapparates (Bänder, Gelenke, Muskeln und Sehnen). Sie verteilt das Qi (Lebensenergie) und das Blut im gesamten Körper.

Bei dieser Tätigkeit entgiftet die Leber auch gleich das Blut. Sie entscheidet darüber, was verstoffwechselt wird oder was für den Körper zu belastend ist und diesen sofort wieder verlassen muss. Energetisch gesehen hat die Leber eine Verbindung zum Gehirn. Auch im Gehirn werden Informationen auf giftig oder für den Menschen als nutzbringend bewertet und entsprechend abgespeichert.

Da die Leber für den Bewegungsapparat zuständig ist, gilt sie auch als Chef, wenn es um den eigenen Antrieb und die Dynamik geht, das Leben selbst in die Hand zu nehmen und zu gestalten. Wir lernen, dass wir für das Leben und was wir daraus machen selbst verantwortlich sind, dass es wichtig ist, in allen Lebensbereichen Handelnder zu sein und die Opferrolle als das zu sehen, was sie eigentlich ist: nur die Kehrseite der Medaille, in der wir auch handelnder und selbstbestimmter Mensch sein dürfen.

Die Leber öffnet die Augen und lässt uns entweder gefährliche Situationen als solche einschätzen oder erkennen, wenn wir uns die Gefahr nur einbilden. Die Leber ist unser Krieger im Inneren, die uns zu einem Krieger nach außen macht. Sie lernen mit Hilfe der Leberenergien selbst Verteidiger für Ihre Belange zu werden. Die Leber kann uns sowohl das größte Glück als auch die totale Selbstzerstörung bringen. Sie hilft uns zudem im Leben immer kreativer zu werden, das Leben selbst zu bestimmen und in die eigene Hand zu nehmen, sodass wir eigenverantwortlich und selbst aktiv werden.

Wenn die Energie im Leber-Meridian frei fließen kann, kann sie uns helfen, unser wahres Potenzial zu entdecken und auch zu leben. Mit ihrer Hilfe schaffen wir es, ein erfülltes Leben zu leben und so den Himmel bereits im „Jetzt" auf die Erde zu holen. Wenn wir aber wütend sind und dies auch bleiben, werden wir schnell Opfer und fühlen uns plötzlich als Gefangene in der Inkarnation, im eigenen Körper, in der eigenen Seele. Als Gefangene im Geist.

Die Leber schenkt uns Sehkraft und eine erweiterte Wahrnehmung. Es liegt aber an uns und unserer Einstellung zum Leben, wie wir die Welt sehen oder sehen möchten. Es wird in verschiedenen Kulturen vermutet, dass die Seele tatsächlich in der Leber sitzt. Es gibt Menschen, die einmal am Tag 15 Minuten lang meditieren. Meditieren ist zwar eine gute Übung, wenn man jedoch den ganzen Tag nur rennt und sich auf negative Emotionen einlässt, tut man sich schwer, die Sprache der Seele während der 15 Minuten Meditation zu verstehen.

„Ich bin wie alle Menschen:
Ich sehe die Welt so, wie ich sie gerne hätte,
und nicht so, wie sie tatsächlich ist."

Paulo Coelho,
The Alchimist (Der Alchimist)

In der Leber sind Emotionen gespeichert, die unser Leben ständig vergiften. Diese negativen Emotionen blockieren den freien Energiefluss im Körper und haben oft mit inneren Konflikten zu tun. Es ist schon wichtig seine Aufregung und seinen Ärger zu zeigen und auszudrücken, jedoch bleiben Menschen oft zu lang in dieser Energie drin. Geschichten, die uns wütend machten, werden über Monate oder sogar Jahre erzählt. Die beste Methode mit Wut umzugehen, ist bei der Entstehung in dieser Energie zu bleiben. Und die Wut dort zu lassen, wo sie hingehört. Oft dient die Wut dann zur Abgrenzung.

Man muss sich nur in ein Café setzen und die Geschichten vom Nachbartisch anhören. Der Mensch meckert und regt sich über bestimmte Situationen ständig auf. Selten hört man positive Gespräche: Wie wundervoll der Partner ist, wie viel Glück man mit seinem Arbeitgeber hat und wie toll das Leben sich anfühlt. Das Leben ist nur noch schwer und diese Schwere kann nicht verdaut werden. Man hat wirklich das Gefühl, dass man hier in einem Land mit vielen Problemen lebt und das Leben ein ständiger Kampf zu sein scheint.

Eine falsche Einstellung im Leben und psychische Belastungen bringen unsere Energien aus dem Gleichgewicht und öffnen Türen für Krankheiten und Unwohlsein. Letztendlich haben wir Angst, nicht genügend Anteile vom Leben mitzukriegen, weil wir überall mit dabei sein wollen, statt uns zu zentrieren und uns auf das einzulassen, was uns wirklich wichtig ist im Leben.

Ist der Energiefluss des Leber-Meridians blockiert, bekommt man einen dicken Hals und die Wut findet keinen Weg nach außen. Die Reizbarkeit führt zu einer Stagnation des Qi. Die Wirbelsäule wird steif, die Knie tun regelmäßig weh und man ist unflexibel geworden. Sich beugen wird unmöglich, jede Bewegung nach vorne ist steif und verursacht Schmerzen. Der ganze Bewegungsapparat ist wie erstarrt, und kann erst wieder mit großem Aufwand etwas weicher gemacht werden.

Der Mensch ist regelmäßig nur noch angespannt und die Außenwelt trägt oft die Schuld dafür. Patienten geben sich auf und entscheiden sie sich für eine Therapie, die die Symptome bekämpft und landen nicht selten beim Psychiater, der ihnen dann mit Psychopharmaka die letzte Möglichkeit eines selbst bestimmten Lebens raubt. Die Nervosität ist in einem endlosen Kreislauf gelandet und führt zu mehr Kaffee, Alkohol und manchmal Drogenkonsum.

Oder man versucht mit Hilfe von Osteopathie und Krankengymnastik das Problem auf rein körperlicher Ebene zu lösen. Nichts gegen eine gut geführte körperliche Therapie. Aber selbst viele Körpertherapeuten haben inzwischen erkannt, dass häufig die Seele und energetische Themen eine körperliche Störung am Laufen halten und diese an der Ausheilung hindern.

Der Mensch sollte nach Innen schauen, hat aber Angst davor Fässer aufzumachen, die er nie wieder zumachen kann. Was inzwischen das Leben nur noch schwer und mühsam macht, darf angeschaut werden und dafür sollte die Kraft des Holz-Elementes für einen neuen Beginn benutzt werden.

Leber transformiert und hat zahlreiche Funktionen. Bis heute wurden 900 Funktionen identifiziert. Wenn die Leberenergie frei fließt, schenkt sie uns Flexibilität und Intelligenz, um aus einer Situation, die bisher unser Leben vergiftet hat, rauszukommen. Beispiel: Eine Frau entscheidet sich, ihr Haus zu verkaufen, anstatt sich von ihrem Mann zu trennen, der ihr Leben jahrelang vergiftet hat, ohne dass sie dies bemerkt hätte.

Die Leber stärkt und regt unser Selbstwertgefühl an. Sie gibt uns die Kraft, sich endlich einmal von dem Alten zu trennen und öffnet die Augen über wichtige Entscheidungen, die vor uns stehen. Was unser Leben vergiftet hat, darf ausgeschieden werden.

Ärger, der bisher angesammelt worden ist, darf sich in Mut transformieren und uns einen Schub nach vorne geben. Plötzlich wird alles einfacher und es wird belohnt. Freunde rufen an, coachen und bieten ihre Hilfe an, die im Moment gebraucht wird. Die Augen und Wahrnehmung sind weit offen und man bekommt den Überblick über das, was zum erfüllten Leben bisher gefehlt hatte.

Wenn dann alles klar wird, sollte man seine Vergangenheit ohne zu bewerten anschauen. Es war so wie es war und alles hat doch seinen Sinn gehabt. Ich kann die Vergangenheit nicht ändern, sondern meine Einstellung wie ich diese anschaue. Die guten Eigenschaften der bisherigen Erfahrungen dürfen integriert werden.

Ein wichtiger Aspekt der Unterdrückung hat auch mit Sexualität zu tun. Die Sexualität ist in unserer Gesellschaft sehr tabu geworden. Aber auch in der Beziehung zur Lebenspartnerin/zum Lebenspartner. Sich nicht zu trauen über die Sexualität in einer Beziehung

zu sprechen, blockiert und kann zur Impotenz führen. Es ist ein wichtiges Thema und der Patient entwickelt oft eine Wut, nicht über seine sexuellen Bedürfnisse in seiner Beziehung sprechen zu können. Nach zehn, zwanzig oder dreißig Jahren Beziehung darf dieses Thema angeschaut werden und hier ist auch durch die Kraft des Holz-Elements und des Leber-Meridians ein neuer Anfang in der Beziehung möglich ☺
Weitere Informationen über die Sexualität erhalten im Kapitel „Kreislauf-Sexus-Meridian".

Körperliche Symptome:
Alkoholsucht, Ängste, Antriebslosigkeit, Ärger, Sehstörungen, Rheuma, Gelenkerkrankungen, Schulterprobleme, Stoffwechselstörungen, Übelkeit, Impotenz und Schlaflosigkeit

Unerlöster Leber-Typus:
Beim unerlösten Typus fehlt völlig die Dynamik, die den Menschen im Lebensprozess vorwärts bringt. Er wirkt steif und verkrampft, wie wenn er sich wahnsinnig anstrengen müsste, damit das Leben gelebt werden kann. Er schafft es nicht, sein Potenzial zu leben und in die seine Seele kräftigende Kreativität zu kommen, die er benötigen würde, um das Leben auf einer neuen Ebene zu begreifen und wieder anzupacken. Stattdessen plagt er sich mit Krankheiten, die seinen Bewegungsapparat stören. Diese äußere Störung ist die Spiegelung einer inneren Starre und Passivität.

Erlöster Leber-Typus:
Der erlöste Leber-Typ ist ein kreativer Mensch, der sich in seinem Lebensrhythmus als flexibles Wesen sieht, das sich dem Fluss des Lebens leicht hingeben kann. In seinem Handeln ist er stets zielorientiert, lässt sich durch Hindernisse nicht aus der Ruhe oder aus seiner Lebensspur bringen. Gelassen und mit großer Entschlusskraft geht er gerne das Leben und seine Herausforderungen an. Er hat gelernt, die Emotionen dort zu lassen, wo sie hingehören. Und diese durch eine entsprechende Reaktion nach Außen auch gleich zu neutralisieren, statt dass diese ein Eigenleben führen und dann an der falschen Stelle „erlöst" werden.

Affirmation:
ICH NEHME MICH UND MEINE KREATIVITÄT WAHR

Kinesiologie Übung 1:
Leber 14 (siehe Abbildung) links und rechts mit zwei Fingern klopfen und die Affirmation aussprechen.

Kinesiologie Übung 2:
Anfangs- und Endpunkt, links und rechts auf der Körperoberfläche des Leber-Meridians halten. Fokussieren Sie Ihre Gedanken auf das, was in Ihrem Leben funktioniert. Zeigen Sie Dankbarkeit für Ihr Leben und die Erfahrungen, die Sie bisher mitmachen durften. Versuchen Sie durch diese Übung die Sprache Ihrer Seele zu versehen! Was möchte sie Ihnen mitteilen? Atmen Sie durch und öffnen Sie Ihr drittes Auge und nehmen Sie Dinge im Leben wahr, die Sie endlich mit einem neuen Blick angehen sollten.

Pflanzen für den Leber-Meridian:
Als Pflanzen für diesen Meridian verwenden wir *Chelidonium majus*, das große Schöllkraut und *Carduus marianus*, die Mariendistel.

Die Leber muss ebenso wie Chelidonium das vom Leben nehmen, was sie nährt. Und das weg lassen, was für sie Gift ist. Chelidonium hilft uns, nach und nach zu begreifen, wie wichtig es ist, nur die Rucksäcke durch das Leben zu schleppen, die auch uns gehören und nicht die Rucksäcke der anderen Menschen oder vielleicht sogar die Rucksäcke eines kompletten Familiensystems. Erst wenn wir alles unnötige, nicht zu uns gehörende los gelassen haben, können wir uns für die zweite Botschaft von Chelidonium öffnen: nämlich das *coeli donum* „Was hat uns der Himmel als Gaben für dieses Leben geschenkt". Und dass diese auch gelebt werden können, müssen wir immer wieder innehalten und das von uns werfen, was uns von der Umgebung aufgeladen wurde.

Carduus marianus gibt uns Gelassenheit, die Dinge so zu nehmen, wie sie in unser Leben kommen.

Rezeptur Phylak Sachsen GmbH

- Aconitum napellus 1
- Chelidonium majus 1
- STAUC 5
- Carduus marianus 1
- Belladonna atropa 1

Dosierung:
3 x 1 bis 3 x 7 Tropfen pur nehmen.
Alternativ: Anfangs- und Endpunkt des Meridians einreiben.

CAVE: Alkoholkranke Menschen als Kontraindikation für spagyrisch-alkoholische Essenzen zur Einnahme

Wirkung:
Diese Mischung enthält in der Mitte die Rezeptur STAU-C, eine Formulierung der Firma Phylak, die sich hervorragend bei allen stauartigen Zuständen in Energiesystemen des Körpers bewährt hat. Die Mischung STAU-C ist die mittige Basis für jede der angegebenen Meridianmischungen. Bei den Meridianen geht es darum, gestaute Emotionen, die sich nun als Beschwerde oder manifeste Blockade bemerkbar machen, zu entstauen, um den Körper in Heilungsbereitschaft zu versetzen. Deshalb wird nach Aconitum (die Energie frei setzen im Körper) und vor Belladonna (das Zuviel an Energie ausleiten aus dem Körper) die Mischung STAU-C gesetzt.

Mit Aconitum werden alte, unerlöste Schocks noch einmal behutsam ins Bewusstsein gebracht, um dann mit diesem nun erweiterten Bewusstsein erlöst zu werden.

Belladonna als wichtige Pflanze, um die Pubertät als Differenzierungsprozess innerhalb eines Familiensystems abzuschließen, hilft uns, alle gestauten negativen Meinungen über die Sexualität zu entlarven und neu zu programmieren.

Gallenblasen-Meridian

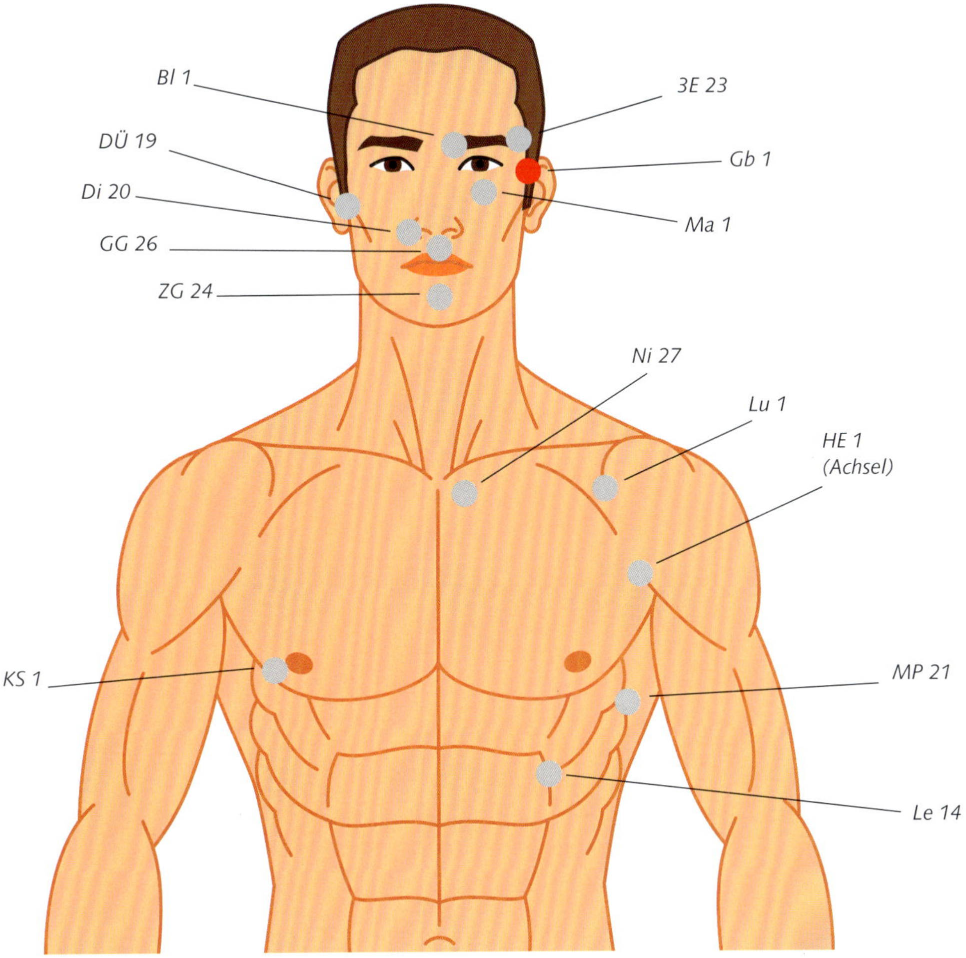

Bl 1
3E 23
DÜ 19
Gb 1
Di 20
Ma 1
GG 26
ZG 24
Ni 27
Lu 1
HE 1
(Achsel)
KS 1
MP 21
Le 14

Bl 67
Gb 44
Ma 45
Le 1
MP 1

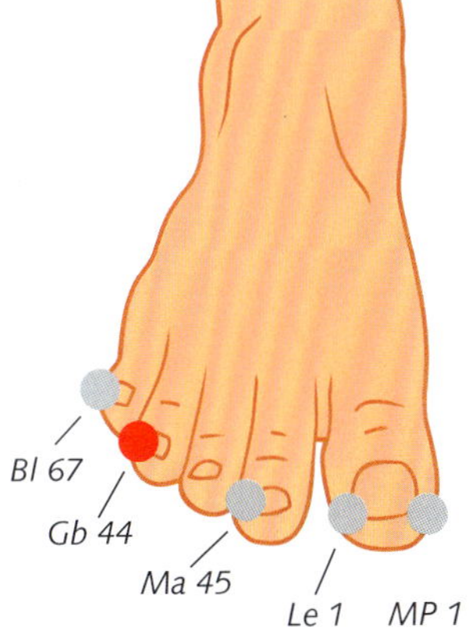

Anfangspunkt (Gb 1):
seitlich des Augenhöhlenwinkels

Endpunkt (Gb 44):
Nagelfalzwinkel der 4. Zehe, seitlich der kleinen Zehe

Meridianverlauf
Gallenblasen-Meridian

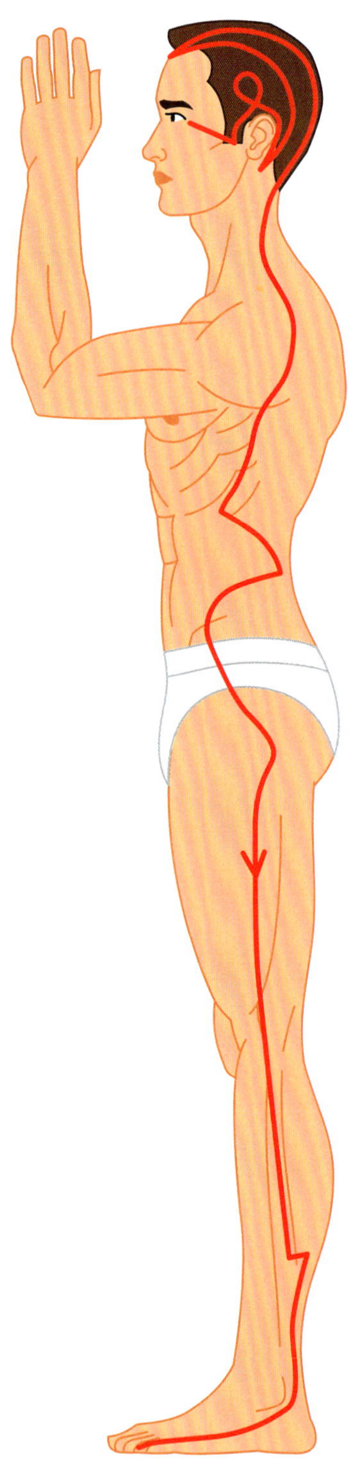

Die Aufgabe der Gallenblase ist verbunden mit den Aufgaben des Funktionskreises der Leber. Das Organ Gallenblase speichert die Galle, die an den Darm zur Unterstützung der Verdauung weitergegeben wird. Zusammen mit der Leber kontrolliert der Funktionskreis der Gallenblase die Sehnen und Bänder und unterstützt die Bewegung aber auch die Bewegung ins Leben, indem nach vorne geschaut und aktiv geblieben wird, um seinen Lebensplan zu erfüllen. Die Galle hat eine klare Flüssigkeit und entspricht in der Realität unserer wahren Identität. Die Galle sagt uns, dass wir wir selbst sein dürfen, sonst sind wir nur eine Blaupause der Gesellschaft, ohne Energie und ohne Elan. Wenn wir dann mit dieser Energielosigkeit in Kontakt gebracht werden und diese spüren, dann werden wir oft wütend.

Das Organ Gallenblase verlangt von uns Mut und Durchsetzungskraft. Es fordert uns auf klare Entscheidungen zu treffen und dazu zu stehen. Es braucht Handlung und Entschlossenheit um sein wahres Ich zu leben. Hier ist es aber wichtig, Klarheit über seine Ziele zu schaffen, bevor man Entscheidungen trifft. Die klare Flüssigkeit der Galle hat Kraft und weiß genau, was Ihre Aufgabe ist. Diese Klarheit der Galle steht für die Klarheit im Leben. Klarheit bedeutet immer auch in seine Kraft zu kommen. Wenn die Klarheit noch nicht da ist, ist Rückzug und Meditation, d. h. sich isolieren und spüren, was das Herz uns vermitteln möchte, wichtig.

- Sehe ich klar im Leben oder sehe ich nur noch Probleme und bin ständig auf der Suche nach Lösungen?
- Sehe ich klar über meine Beziehungen zu Familie und Freunden?
- Machen Menschen, die mir nahe sind, nur noch Druck und erzählen mir, wie ich mein Leben zu führen habe?
- Kann ich auf meine Freunde zählen und akzeptieren sie mich wirklich so wie ich bin? Akzeptieren und unterstützen sie meine Authentizität?

Wenn die Energie der Gallenblase nicht frei fließt, werden oben genannte Fragen oft gestellt.

Der Patient mit Gallenblasenbeschwerden hat äußere Konflikte, die ihm oft nicht bewusst sind. Er ist unbewusst wütend und entscheidet sich lieber, körperlich seine Wut zu unterdrücken als sie zu leben und vor allem auszusprechen. Er hat starke Verlustängste und möchte die Kontakte, die er als wertvoll bezeichnet, die ihm aber vielleicht nicht wirklich gut tun, auch weiterhin pflegen.

Er möchte neue Entscheidungen im Leben treffen, sich eine Auszeit gönnen, einen neuen Beruf lernen, sich selbständig machen oder sich einfach im Leben neu orientieren.

Stattdessen bekommt er Widerstand von außen und man rät ihm oft seine Lebenspläne doch nicht umzusetzen.

„Du verdienst schon so gut in der Firma in der du jetzt tätig bist; du bist schon lange dabei; denk an deine Rente und versuch nicht zu wechseln; bleib doch, wo du sicher bist" – Diese und ähnliche lebensverneinende Sätze sollen ihn dann wieder zur Vernunft rufen. Ganz den Alten aus ihm machen. Seine Flausen endlich beenden. Wo kämen wir denn da hin, wenn jeder das machen würde, wozu er bestimmt ist und was ihm Spaß macht im Leben. Geht ja gar nicht!

Es ist erforderlich seinen Ärger anzuschauen und sich bewusst fragen, was uns wütend macht. Man muss nicht gleich auf die Barrikaden gehen und eine Revolution anfangen. Aber als erster Schritt darf man seinen Ärger wahrnehmen. Sich die Zeit nehmen, um seinen Zorn anzuschauen ist wichtig. Es hilft uns zu reflektieren und besser zu spüren, was uns im Leben wichtig ist und was man so gerne umsetzen möchte und stärkt unsere Willenskraft, unser Leben zu verändern und verhindert Schuldgefühle.

Der Gallenblasenpatient leidet unter Migräne und Spannungen im Kieferbereich. Er ist in der Vergangenheit stecken geblieben und sucht einen Weg zur Klarheit. Er hat Verlustängste und traut sich nicht seine Wünsche zu leben. Vielleicht muss er oder sie wegziehen, aber die Eltern sind schon sehr alt. Wer kümmert sich um die Familie, wenn die Person ins Ausland zieht und sich dort einen Traum erfüllt?

Steine, die sich in der Gallenblase bilden können, blockieren den Energiefluss im Kopfbereich. Man ist zu sehr auf Probleme fokussiert und findet keinen Platz für eine klare Lösung. Der Stress, eine Entscheidung zu treffen, die ein Leben drastisch verändern kann, ist zu hoch.

Der Gallenblasenpatient ist ungeduldig und geht von Therapeut zu Therapeut, um eine Lösung für sein Problem zu finden. Jedoch kann die Klarheit nur von innen kommen und als „Therapeutenkiller" verschlimmert man die Situation und erhitzt seinen Kopf weiter. Die Beine werden schwach und man bekommt Angst, nicht die Unterstützung und Motivation zu erhalten, die man in Zukunft brauchen wird.

Hier ist es wichtig eine klare Vision zu haben, an diese Vision zu glauben und sich Zeit dafür nehmen. Die klare Vision sollte ernst genommen werden, auch wenn die Umwelt unsere Ideen nicht verstehen kann. Hier wird man oft vom Universum geprüft, wie wichtig uns unsere Ziele und Visionen im Leben wirklich sind, indem unvorhergesehene Schwierigkeiten auftauchen, die scheinbar unüberwindlich sind! Von seiner Umwelt nicht akzeptiert zu werden, hat auch mit uns und unserem Innenleben zu tun. Vielleicht haben wir auch selber Schwierigkeiten, unseren Partner und unsere Familie zu akzeptieren so wie sie sind. Alles wird von außen gespiegelt, sodass wir uns besser verstehen und wahrnehmen können.

Es geht nicht darum, die Schlacht des Lebens zu gewinnen, sondern auf seine Intuition zu hören und sich führen zu lassen und nicht gegen den Strom zu paddeln, sondern mit dem Strom. Man erlebt und genießt die Geduld und wartet bis die Zeit des Durchbruchs von selbst kommt, und zwar ohne sich energetisch zu verstreuen. Zu viele unorganisierte Bewegungen belasteten nur die Energie des Gallenblasen-Meridians.

Die Gallenblase gehört zu dem Holz-Element und fordert Wachstum und Ausdehnung. Die Zeit ist gekommen, seine kreisende Gedanken zu verlassen und seinen Lebensplan konkret umzusetzen. Falls jemand unserer Vision widersprechen möchte, haben wir genügend Kraft zur Verfügung, um uns gegen diesen Widerstand durchzusetzen. Sobald man sich für den ersten Schritt entschieden hat, wird man geistig unterstützt. Die besten Wurzeln im Leben sind unsere festen Überzeugungen, für die wir einstehen. So verwurzelt kann dem Baum dann trotz des tobenden Unwetters nichts passieren.

Wenn der Baum sich dann im Winde biegt, statt zu brechen, spüren wir die Lebendigkeit und Fröhlichkeit, die Freude und Motivation, die Spontanität und der Antrieb, die davon symbolisiert werden.

Körperliche Symptome:
Konjunktivitis, Tinnitus, Zähneknirschen, Kiefergelenkbeschwerden, Spannungskopfschmerzen, Migränen, chronische Kniesschmerzen und Ischias

Unerlöster Gallenblasen-Meridian-Typus:
Der unerlöste Typ fällt vor allem durch einen großen Kontrollzwang auf. Das Leben, die Liebe, die Arbeit, alles muss kontrolliert werden, und wenn er die Kontrolle zu verlieren droht, bekommt er Todesängste. Er hat Angst zu versagen und die Kontrolle über sein Leben zu verlieren.

Man spürt die Wut und den unerlösten Zorn, der tief in ihm schlummert, und doch nie an die Oberfläche kommen darf. Es wird auch zu Dingen noch gelächelt, die im tiefsten Inneren verletzen. Man hat Angst vor der Wut, weil man weiß, dass hier gewaltige Kräfte am Werk sind, wenn die Wut einmal freigesetzt worden ist.

Oft ist er wie ein zerstreuter Professor. Das Denken fällt ihm schwer, und er tut sich schwer, sich in große Themen einzuarbeiten, weil er an Kleinigkeiten hängen bleibt. So ist es natürlich auch in seinem Leben. Man verliert sich in Kleinigkeiten und findet dadurch oft den roten Faden nicht.

Im Umgang mit anderen Menschen verhält er sich einmal wie ein Trampeltier, das völlig gefühllos in anderer Menschen Seelengärtlein trampelt oder er bemüht sich im Übermaß um andere Menschen, sodass diesen oft die Luft zum Atmen genommen wird. Er kann sich nicht klar entscheiden, da die Kraft im Inneren fehlt.

Erlöster Gallenblasen-Meridian-Typus:
Der erlöste Gallen-Meridian-Typ kann sich gut in Gruppen einbringen und beherrscht es perfekt, aus der Gruppenenergie das Beste für sich in Anspruch zu nehmen, ohne sich zu verstreuen. Mit großer Tatkraft und Entschlossenheit geht er an sein Leben heran.

Er ist im Gesicht, in seinen Bewegungen und seiner ganzen Art ein fröhlicher Mensch, der sich durch nichts aus der Fassung bringen lässt.

In seinen Handlungen und seiner Arbeit an sich selbst kann man klare Strukturen erkennen, die ihm helfen bei sich zu bleiben. Er schafft es problemlos diese Strukturen für sich einzufordern, da er um deren Wichtigkeit für sein Leben weiß. Er hat sein Leben selbst in der Hand.

Affirmation:
ICH ENTSCHEIDE MICH MEINE IDENTITÄT ZU LEBEN

Kinesiologie Übung 1:
Gallenblase 1 (siehe Abbildung) links und rechts mit zwei Fingern klopfen und die Affirmation aussprechen.

Kinesiologie Übung 2:
Anfangs- und Endpunkt, links und rechts auf der Körperoberfläche des Gallenblasen-Meridians halten. Während dieser Übung kommen Sie in die Stille und beruhigen Sie Ihren Geist. Lassen Sie sich überraschen was für Bilder, Gefühle oder vielleicht auch Visionen hochkommen. Die gestaute Wut darf sich langsam verabschieden und Geduld wird nun zu einem wertvollen Begleiter. Ab jetzt ist ein neuer Anfang möglich.

Pflanzen für den Gallenblasen-Meridian:
Für den Gallenblasen-Meridian verwenden wir die Pflanzen *Pilocarpus jaborandi* und *Taraxacum officinale*. Pilocarpus hilft uns, entschlossen und tatkräftig unser Leben selbst in die Hand zu nehmen. „Wenn nicht jetzt, wann dann?" scheint die Devise dieser Pflanze zu sein. Wenn wir das Leben aufschieben auf später, weil wir meinen, das Leben biete zu wenig an Energie, um es voll und ganz zu leben. Taraxacum bringt noch die Selbstliebe dazu, die notwendig ist, um das Leben meistern zu können. Wenn wir uns selbst lieben und von uns überzeugt sind, wird das Thema „Unentschlossenheit dem Leben gegenüber" auch schnell erledigt sein.

Rezeptur Phylak Sachsen GmbH	
• Aconitum napellus 1 • Taraxacum officinale 1 • STAUC 5 • PIlocarpus jaborandi 1 • Belladonna atropa 1	**Dosierung:** 3 × 1 bis 3 × 7 Tropfen pur nehmen. Alternativ: Anfangs- und Endpunkt mit je einem Tropfen einreiben.
CAVE: Alkoholkranke Menschen als Kontraindikation für spagyrisch-alkoholische Essenzen zur Einnahme	

Herz-Meridian

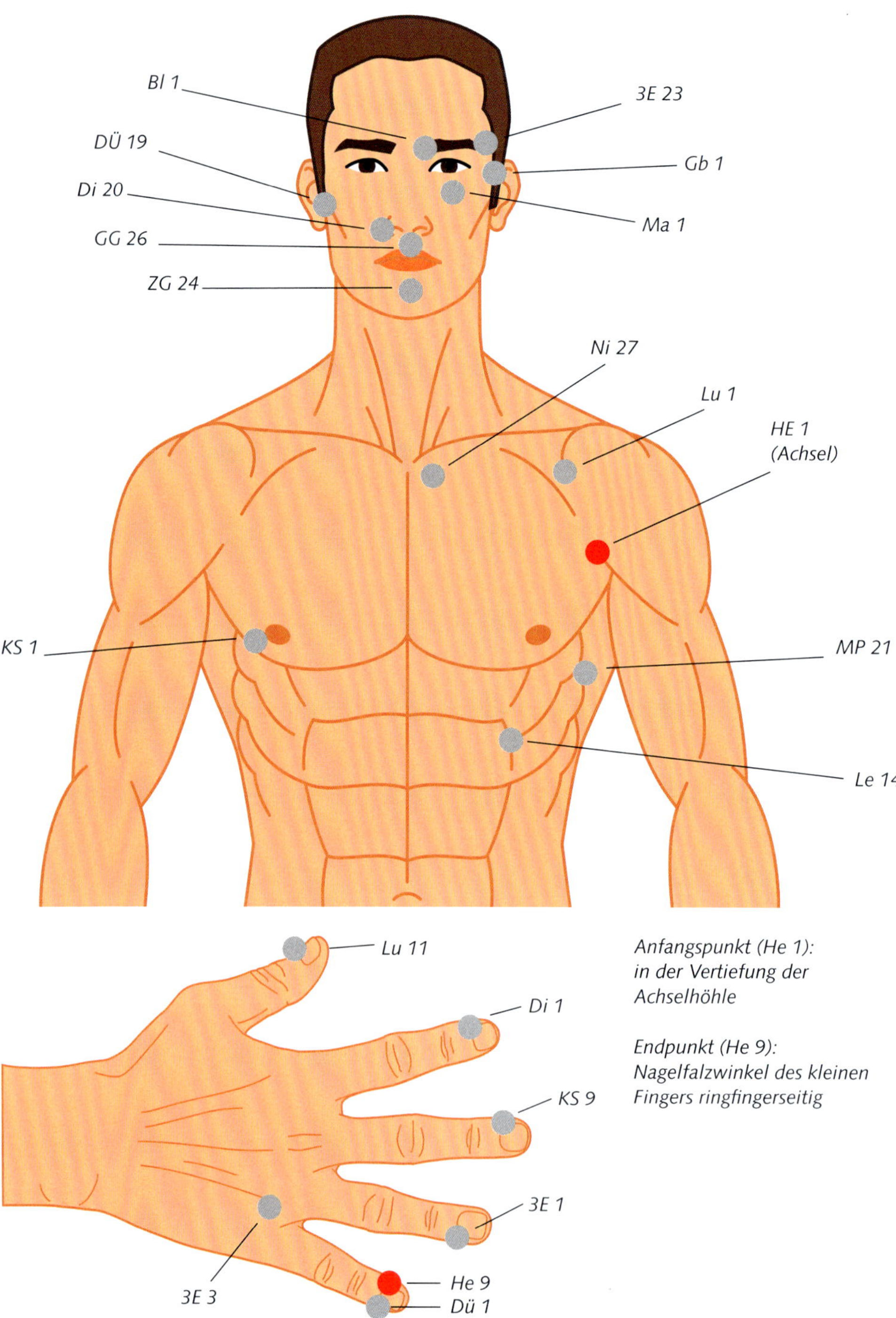

Anfangspunkt (He 1): in der Vertiefung der Achselhöhle

Endpunkt (He 9): Nagelfalzwinkel des kleinen Fingers ringfingerseitig

Meridianverlauf Herz-Meridian

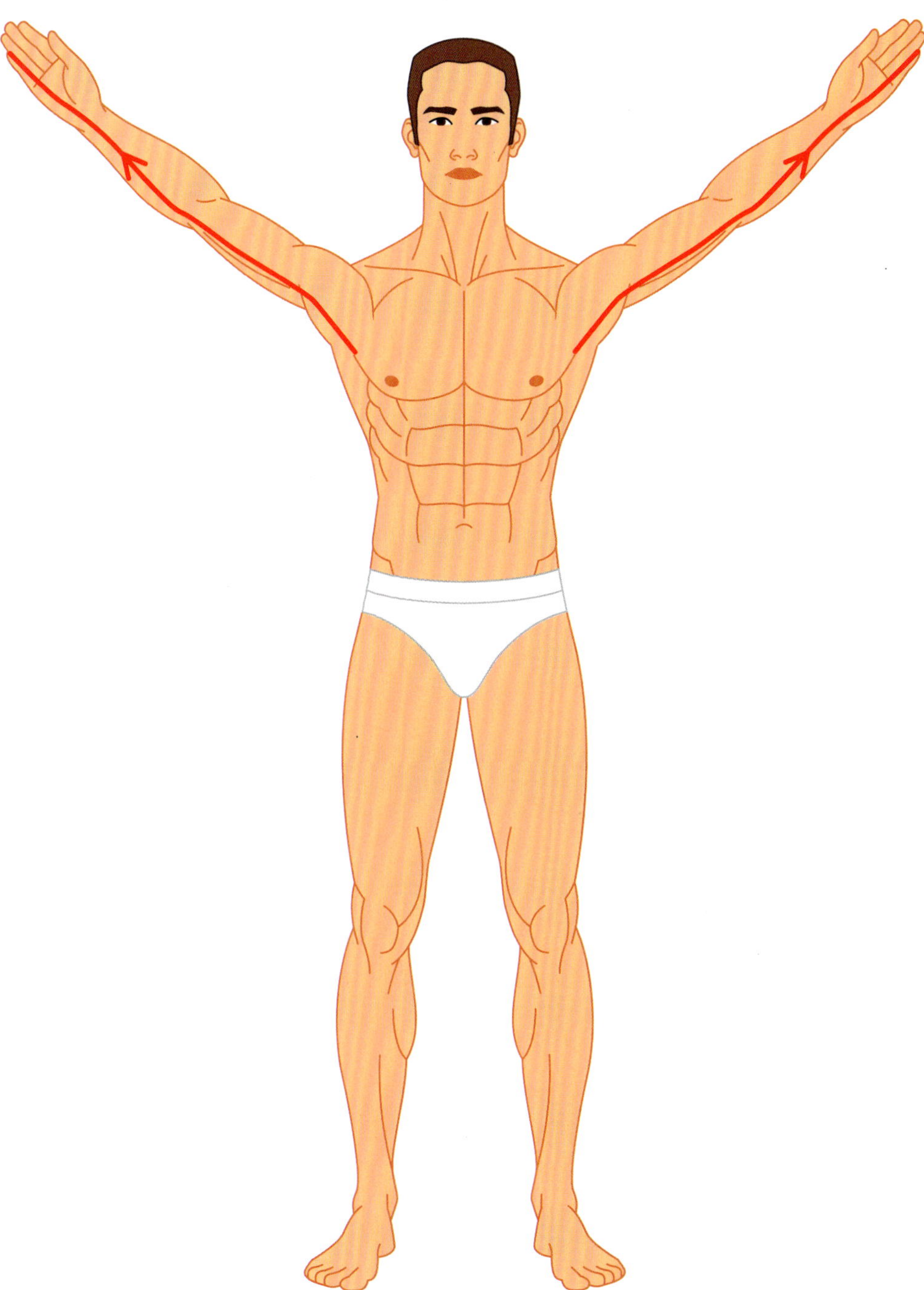

Der Herz-Meridian ist mit nur neun Akupunkturpunkten zwar kurz, regiert aber als König über alle Meridiane. Der König symbolisiert die schöpferische Kraft, die wir alle in uns tragen, um die innere Quelle des Lebens neu aktivieren zu können. Der König ist der Stratege, der wohlwollend für sich und sein Volk sorgt. Der weiß, dass es nur, wenn es allen Beteiligten gut geht, auch dem Einzelnen gut gehen kann. So ist er ein schöpferischer Stratege, der in allen Bereichen des Lebens, wo wir Führung und Anleitung brauchen, wie wir ein glückliches und zufriedenes Leben führen können, maßgebend beteiligt ist.

Das Herz gilt als Sitz aller Kräfte und als „Wurzel allen Lebens". Wenn das Herz als Vorgesetzter aller Meridiane die Kontrolle über seine Mitarbeiter verliert, wird es hart und verschlossen. Wenn es Angst hat sich zu öffnen, bekommt der Verstand die ganze Aufmerksamkeit. Der Herz-Meridian funktioniert vor allem über die Kommunikation, über die eigenen inneren und tiefen Bedürfnisse des Herzens. Dafür gilt es, zu hinterfragen, ob man wirklich seine Herzensbedürfnisse lebt und sich auch traut, für diese einzustehen. Wenn wir uns unsere Bedürfnisse nicht eingestehen und irgendwann auch mal konsequent beginnen diese zu leben, dann führt dies unweigerlich zu Störungen im Bereich des Herz-Meridians. Dies kann von energetischen Störungen bis zum Verabschieden des Herzens durch einen massiven Infarkt führen, wenn wir den Bedürfnissen unseres Herzens keine Aufmerksamkeit zollen.

Die Hauptemotionen des Herz-Meridians, der nicht in Balance ist, haben mit geringem Selbstwertgefühl und fehlender Selbstliebe zu tun. Hier geht es also darum, Verstand und echte Gefühle im Einklang zu bringen. Qualitäten wie reine Liebe, Unschuld und Authentizität möchten entdeckt und integriert werden. Wichtig ist aber auch zu begreifen, dass Herz und Verstand in Einklang sein müssen, um ein ausbalanciertes Leben zu garantieren. Wir müssen den Anforderungen des Alltags ebenso gerecht werden, wie wir immer wieder dafür sorgen müssen, dass wir der Energie und den Wünschen unseres Herzens folgen können.

Es gibt einen Spruch: „Wenn die Liebe Dir winkt, folge ihr."
Ich möchte den Spruch umwandeln in „Wenn das Herz Dich ruft, folge ihm."

Um das Herz hören zu können, ist es wichtig, immer wieder in sich hinein zu hören. Still zu werden für die innere Stimme, die viele dem inneren Ohr zuordnen, die aber direkt aus dem Herzen kommt. In der Kammer des Herzens gibt es einen geheimen Platz, der Gott alleine zugeordnet ist. Und dieser Platz im Inneren des Herzens, die geheime Kammer, in der wir Gott begegnen können, ist der Ort, an dem die Seele zu uns spricht. Der Samen der Pflanze Datura hat neben vier Kammern, wie sie auch im Herzen vertreten sind, eine fünfte Kammer, die man erkennen kann, wenn sich die Samen öffnen. Auch der Mensch hat diese Kammer im Inneren seines Herzens, meist ohne es zu wissen. Alle Übungen für den Herz-Meridian aktivieren also den Bereich in uns, wo wir Gott direkt und ohne Vermittler begegnen können.

Der Mensch denkt grundsächlich zu viel und verliert dadurch die Verbindung zu seiner Quelle. Im Buddhismus gehört das zu viele und falsche Denken zu den Dingen im Leben, die uns die Energie rauben. Diese Energie fehlt dann vor allem dem Herz-Meridian, der für Vitalität, einen kreativen Lebensstil und eine ausgeglichene Energie sorgen soll.

Das Herz will uns daran erinnern, warum der Mensch auf Erde ist und möchte uns helfen, unsere Identität zu verwirklichen. Es ist wichtig zu spüren, welche Erfahrungen in unserem Leben noch anstehen und welcher Blickwinkel gebraucht wird, um aufzuwachen. Die Kombination von Spagyrik und den unten beschriebenen Meridianübungen für den Herz-Meridian helfen Ihnen, Ihre Identität kennen zu lernen und auch zu verwirklichen. Ihre Mission auf Erden, falls Sie sie noch nicht kennen, wird Ihnen mit Hilfe des Herz-Meridians klar gemacht.

Das Ziel ist hier, den Kampf zwischen dem Ego und der Stimme des Herzens zu beenden. Die Synchronisation zwischen der Seele und dem Ego will neu eingestellt werden, um der Bestimmung kraftvoll und freudig bejahend folgen zu können. Es ist, als ob die Seele über den Herz-Meridian mit uns kommunizieren will, um uns erkennen zu lassen, was in unserem Leben bisher gefehlt hat. Es ist Zeit, neu justiert zu werden und sich von alten Programmen zu verabschieden.

Letztendlich sind wir nicht nur Menschen, die seelische Erfahrungen machen, sondern Seelen, die menschliche Erfahrungen machen wollen.

Störungen des Herz-Meridians sind mit nervösen Spannungen verbunden, die durch Schock und Konflikte auftreten. Der Herz-Meridian-Typus empfindet Hass gegen sich selber und möglicherweise auch gegen andere. Er provoziert gerne und vor allem Menschen, die für ihn Liebe und Respekt empfinden. Fehlende Lust am Leben und Mangel an Freude werden durch Arbeit und Leistung ersetzt. Er kann nicht abschalten und versucht durch Arbeit und Beschäftigung seine negativen Gedanken unter Kontrolle zu halten. Der Mensch ist die ganze Woche, 24 Stunden am Tag nur noch unter Feuer und verbrennt sich dadurch langsam selbst. Oft entstehen durch einen nicht gut gepflegten Herz-Meridian *Nux vomica*-Typen, also Menschen, die den ganzen Tag unter Strom stehen und morgens mit Kaffee hoch fahren und abends mit Alkohol wieder herunterfahren müssen. Aus diesem Übermaß entsteht leicht ein Burn-out, der heute so viele Menschen betrifft.

In der Alchemie wird das Herz dem Gold und der Sonne zugeordnet. Viele Menschen meinen, die Alchemie sei aus dem Bedürfnis entstanden, aus unedlen Metallen Gold zu machen. In Wahrheit geht es bei der erlösten Form der Alchemie darum, das innere Gold zu finden, das den Lebensweg beleuchten und erhellen kann, statt vom falschen Gold geblendet und vom wahren Lebensweg abgehalten zu werden. Das wahre innere Gold ist die innere Zufriedenheit und der Frieden mit uns und Gott. Erst dann, wenn wir diesen Zustand erreicht haben, erlauben wir uns, den Impulsen des Lebens wirklich zu folgen.

Der Herz-Meridian verläuft über die Innenseite des Oberarmes und des Unterarmes bis zum kleinen Finger. Dort fließt pure Liebe, die entdeckt werden möchte. Es ist nicht nur die heilende Liebe, die dort fließt, sondern auch das Kommunikationszentrum unserer Seele. Wenn man sich den Meridian genauer anschaut, kann man sich schon denken, was das Herz uns mitteilen will. Es könnte tatsächlich ein Schrei nach Selbstliebe sein. Die Innenseite der Arme möchten gezeigt und berührt werden und das Herz bräuchte eine einfache und warme Umarmung. Vielleicht ist sogar diese einfache Übung, sich selbst herzlich und inniglich zu umarmen, der Schlüssel zu den Wurzeln aller unserer Probleme, nämlich seine Selbstliebe und seine innere Wärme und wahre Identität nicht zu spüren.

Auf dem Herz-Meridian sitzen unsere Glaubensätze und alte Programme, die nicht mehr in die Gegenwart und zu unserem jetzigen Leben passen, die uns aber über die Resonanz zum Ego sabotieren. Diese Glaubensätze blockieren die Herzensenergie, sodass diese nicht mehr frei fließen kann. Die Beziehung zwischen Kopf und Herz gerät also dauerhaft aus der Balance.

Selbst-Sabotageprogramme leisten Widerstände gegen positive Veränderungen. Ein altes gespeichertes Programm hält uns davon ab wieder gesund zu werden. Durch dieses veraltete Programm versucht uns unser Unterbewusstsein zu schützen. Wir haben irgendwann einmal in diesem Leben unser Herz geöffnet und sind vielleicht fürchterlich enttäuscht worden. Auf diese Weise kann die Energie des Herz-Meridians blockiert worden und ins Stocken gekommen sein. Ab diesem Zeitpunkt leben wir statt eines echten Lebensprogrammes ein veraltetes Schutzprogramm, das uns verbietet, ein glückliches und selbstbewusstes Leben zu führen.

Alte Programme können auch aus Loyalität zu einem Familiensystem oder fremden Personen entstanden sein. Wir erlauben uns dann nicht, ein eigenes glückliches und selbstbestimmtes Leben zu führen, weil wir die „Zugehörigkeit" zu einem Familiensystem, Freunden oder Beziehungen nicht verlieren möchten.

Um die Herzensenergie wieder frei fließen zu lassen, darf der Patient kurz in die Vergangenheit schauen und versuchen zu erkennen, welche Glaubensätze gespeichert wurden. Es kann zum Beispiel sein, dass die Eltern eines Tages erklärten wie schlecht oder böse Menschen sind, die viel Geld besitzen. Aus Liebe zu den Eltern könnte das Kind das Programm „böse ist der Mensch, der Geld besitzt" gespeichert haben und würde sich deshalb schwer tun, später als Erwachsener erfolgreich zu sein. Die Übung 2 dieses Kapitels darf Ihnen und Ihren Patienten helfen, Stress hinsichtlich alter Lebensprogramme abzubauen und sich von alten Programmen zu verabschieden. Sie sollten bei der Übung versuchen, Ihren Verstand abzuschalten und könnten ihn zum Beispiel bitten, für einen kurzen Moment Ihren inneren Raum zu verlassen und der Herzensenergie den ganzen Raum in Ihrem Inneren zu geben.

Um den Herz-Meridian zu balancieren, ist es wichtig die Kontrolle über den Verstand aufzugeben, quasi vor seinem Verstand zu kapitulieren, um sich von seinen negativen Mustern und Trauer zu verabschieden und seinen Herzenswünschen endlich folgen zu können.

Die Energie, die über den Herz-Meridian verläuft, ist ein Abbild der Energie der Unendlichkeit. Deshalb müssen diese Energien gut kanalisiert werden. Man muss tief nach Innen schauen und den ständigen Aktionismus und die innere Unruhe aufgeben, wenn man die dynamische Kraft dieser Unendlichkeitsenergie spüren möchte.

In der Ruhe liegt die Kraft (des Herz-Meridians).

Das Herz darf durch Wärme, Vertrauen und Freude am Leben sich Schritt für Schritt wieder öffnen. Hier hat auch die Kommunikation mit der Energie der Nieren große Bedeutung, da die Niere die Energie des Vertrauens verstärkt.

Der Mensch kann nicht allein leben und völlig isoliert sein. Er braucht die Wärme des Menschen. Er darf das Gute in der Welt sehen und darauf vertrauen, dass sie nicht nur Schatten beinhaltet, sondern auch Licht. Wo es viel Schatten gibt, gibt es auch viel Licht und viel Hoffnung für eine bessere und ausgeglichene Erde.

Körperliche Symptome:
Stottern, Schockzustände, Traumata, Alzheimer, Nervosität, Unruhe, Herz- und Kreislaufstörungen

Unerlöster Herzen-Typus:
Der unerlöste Typus ist oft gedanklich abwesend und wirkt wie ein zerstreuter Mensch, der sein Leben nicht im Griff hat. Die gesamten Energien dieses Menschen sind diffus, sodass er für seine Umgebung oft nicht greifbar ist. Beim Gegenüber löst er mit seinem zwanghaft-sprunghaften Verhalten oft Verwirrung aus. Seine Zwänge sind häufig nicht nachvollziehbar für die Umwelt und wirken sehr grotesk. Sprachlich ist er meist eher gehemmt und nicht selten treten wirkliche Sprach- und Lesestörungen auf. Auch Stottern gehört dazu. Die Augen sind oft stumpf und glanzlos und als Außenstehender hat man das Gefühl, dieser Mensch hätte mit seinem Leben schon längst abgeschlossen.

Erlöster Herzen-Typus:
Der erlöste Herzensmensch fällt vor allem durch sein spontanes und herzliches Wesen auf, mit dem er andere Menschen begeistern und mitreißen kann. Er schafft durch seine empathische Art eine Form von Nähe, die das Gegenüber, ob bekannt oder nicht, sofort spontan in der Nähe dieses Typus wohlfühlen lässt. Er kann sich gut ausdrücken und tut dies in einer zielgerichteten und sachlichen Art.

Affirmation:
ICH DARF DIE LIEBE IN MIR NEU ENTDECKEN

Kinesiologie Übung 1:
Sich umarmen und die Affirmation aussprechen. Sie können sich natürlich auch mit beiden Armen umschlingen und so selbst umarmen.

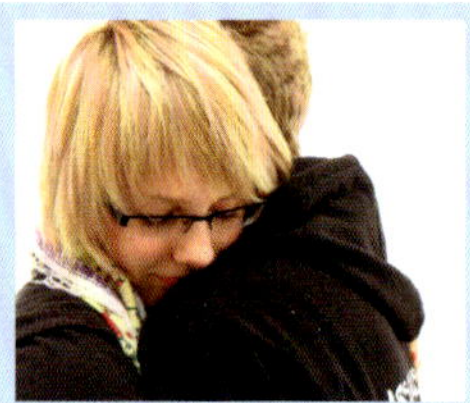

Kinesiologie Übung 2:
Anfangs- und Endpunkt, links und rechts auf der Körperoberfläche des Herz-Meridians halten. Am besten suchen Sie nach einer Person Ihres Vertrauens, der bei Ihnen die Punkte halten kann. Atmen Sie über den Bauch tief ein und aus. Bitten Sie Ihren Verstand, kurz den Raum zu verlassen und fangen Sie Schritt für Schritt mit Ihrem Herzen an zu kommunizieren. Wichtig ist hier mit seinem Atem die innere Ruhe zu finden. Vielleicht hören Sie schon die Stimme Ihrer Seele ☺. Bitten Sie Ihr Herz, alte negative Muster zu deaktivieren. Anschließend darf die Kraft der Inspiration und der Schöpfung in Ihrem Körper wieder fließen.

Pflanzen für den Herz-Meridian:
Für den Herzmeridian verwenden wir die Pflanzen *Crataegus oxyacanthus* und *Datura stramonium*. Crataegus hilft uns, mit unseren tiefen inneren Sehnsüchten und unseren Herzenswünschen in Kontakt zu kommen. Die Pflanze lässt uns unsere echten, aus dem Selbst entstandenen Bedürfnisse, von denen des Egos unterscheiden. Wir sind in Resonanz mit Dingen, die uns wirklich gut tun, und die wir brauchen, um ein erfülltes und freudvolles Leben zu führen. Crataegus führt die Energie zu, die ein Mensch braucht, der für eine Sache im wahrsten Sinne des Wortes brennt. Diese Energie wird von Crataegus reguliert und in konstruktive Bahnen gelenkt.

Datura stramonium bringt uns in Kontakt mit unserem spirituellen Herzen. Wir erleben uns als Menschen, die tief im Inneren die Sehnsucht nach Gott tragen, und dort eine Antwort auf die (Sinn-)Fragen des Lebens finden. Datura öffnet die fünfte Herzkammer, die uns direkt mit dem Gott in unserem Inneren verbinden lässt. Datura führt uns an den Ursprung, an die Quelle, von der aus wir uns oft im Leben durch die Vorgaben des Egos oder der Familie und Gesellschaft in die falsche Richtung entwickelt haben. Und von dort, der Position der völligen Seins, können wir uns im Leben wieder neu positionieren.

Rezeptur Phylak Sachsen GmbH

- Aconitum napellus 1
- Crataegus oxyacanthus 1
- STAUC 5
- Datura stramonium 1
- Belladonna 1

Dosierung:
3 × 1 bis 3 × 7 Tropfen pur oder in wenig Wasser nehmen.
Alternativ: Anfangs- und Endpunkt des Herz-Meridians einreiben und zusätzlich als Spray in der Herzgegend aufsprühen und verreiben.

CAVE: Alkoholkranke Menschen als Kontraindikation für spagyrisch-alkoholische Essenzen zur Einnahme

Alternativ kann für den Herzmeridian statt Datura auch *Iberis amara* genommen werden. Und zwar dann, wenn der Patient sehr an alten Verletzungen hängt und diese nicht loslassen kann. Er ist in seiner Verbitterung wie verankert und kann diese partout nicht loslassen.

Dünndarm-Meridian

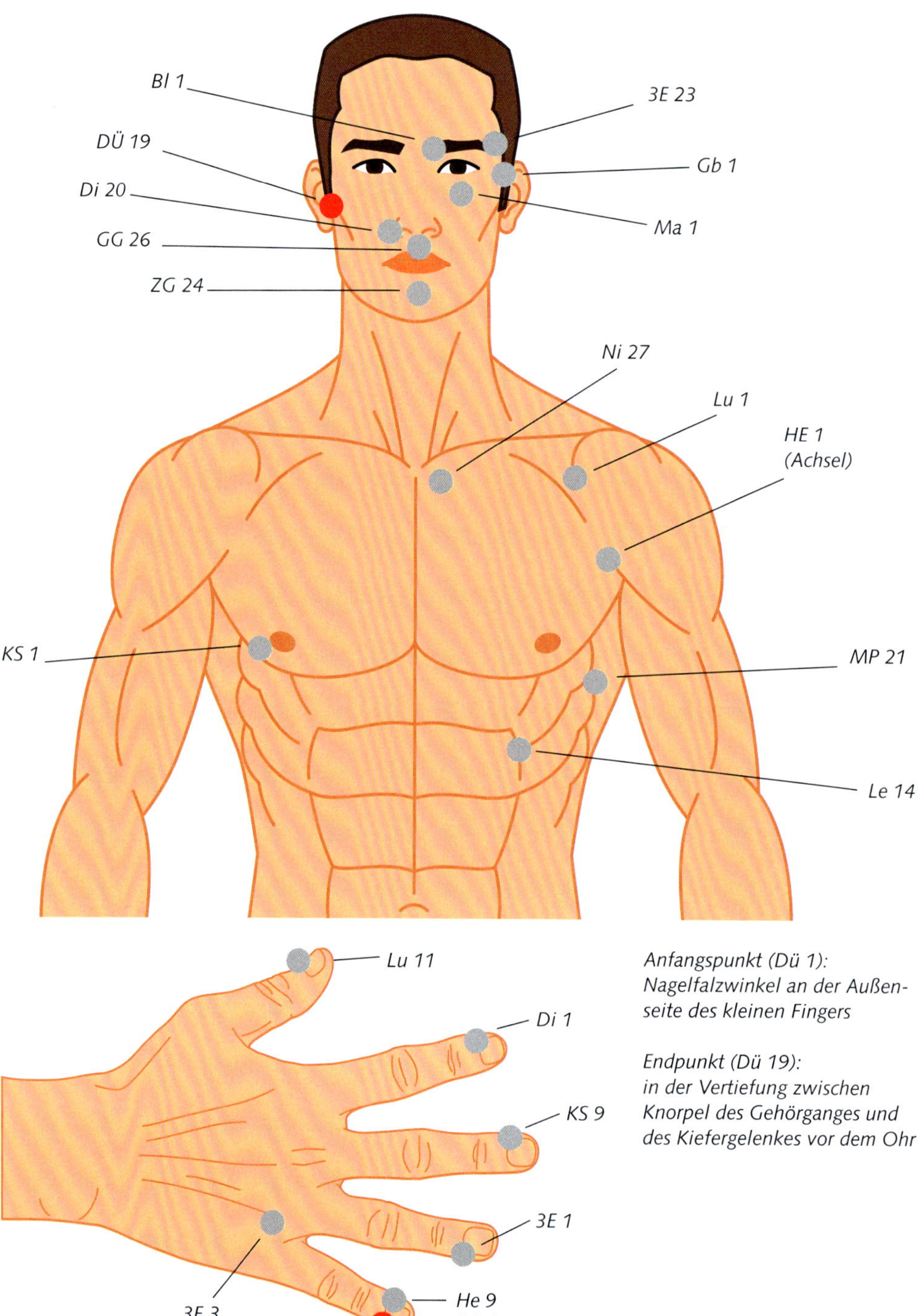

Anfangspunkt (Dü 1):
Nagelfalzwinkel an der Außenseite des kleinen Fingers

Endpunkt (Dü 19):
in der Vertiefung zwischen Knorpel des Gehörganges und des Kiefergelenkes vor dem Ohr

Meridianverlauf Dünndarm-Meridian

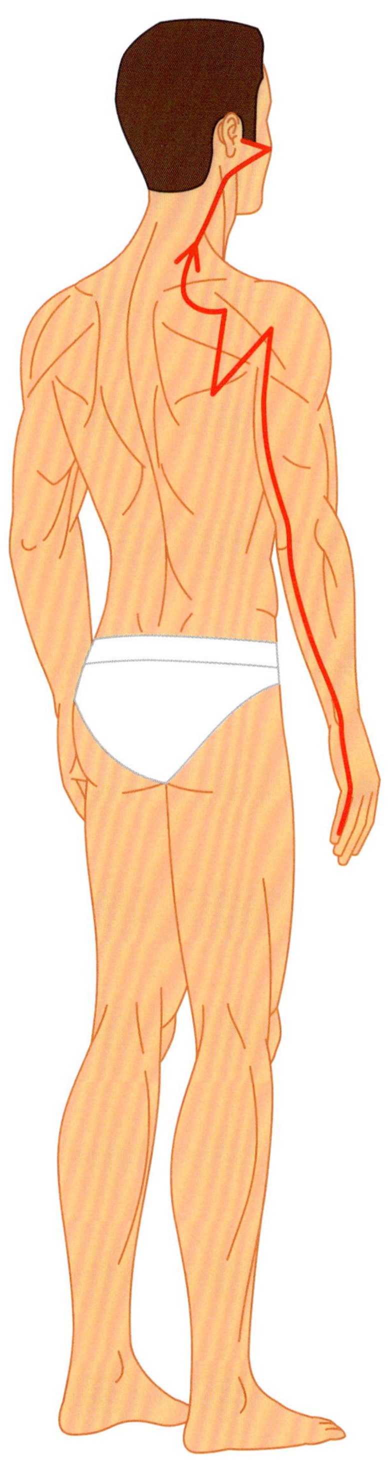

Der Dünndarm ist der längste Teil des Verdauungstraktes. In der modernen Physiologie ist kein Zusammenhang zwischen Herz und Dünndarm zu erkennen. Doch in der Traditionellen Chinesischen Medizin schaut es anders aus. Tatsächlich könnte der Dünndarm als Privatsekretär vom Herz gesehen werden. Er hilft dem König der Meridiane, also dem Herz-Meridian, mehr Klarheit im Kopf zu schaffen und an seine Ideen und an sein eigenes Potenzial wieder zu glauben. Häufig haben wir eher eine schlechte Meinung von uns. Statt an uns zu glauben und unser Potenzial bei uns zu erkennen und wert zu schätzen.

Unsere Emotionen haben nicht nur mit dem Herzen zu tun, sondern auch mit unserem Unterbauch. Wir sprechen oft vom Bauchgefühl und meinen eigentlich die Verbindung zwischen Herz und Dünndarm, wie sie in der Traditionellen Chinesischen Meridianlehre schon seit Jahrtausenden bekannt ist.

Der Dünndarm hat die Funktion, die aufgenommenen und vom Magen vorbereiteten Nahrungsmittel in Nährstoffe umzuwandeln. Im Dünndarm werden täglich zirka neun Liter Flüssigkeit resorbiert. Das Organ trennt das Reine vom Unreinen. Er unterscheidet, was wir brauchen und was nicht. Die festen Giftstoffe gehen in den Dickdarm und die unreinen Flüssigkeiten zur Blase. Das Reine wird für die Weiterverarbeitung zur Milz geführt. Also geht es darum, körperlich und geistig eine Trennung zwischen dem, was wir brauchen und was nicht, zu ermöglichen. Der Dünndarm ist der Alchemist aller Meridiane und das Herz ist auf seine Trennungsfunktion angewiesen. Ansonsten werden im Herzen zu starke Kräfte frei gesetzt, weil es von negativen ungereinigten Gedanken bedrängt wird.

Das Element Feuer erlaubt die Verbrennung der unreinen Gedanken, sodass der Kopf Klarheit schaffen kann. Durch diesen Prozess kann der Mensch mit dem Blick nach vorne gerichtet immer mehr in der Gegenwart präsent sein und sich klar und deutlich ausdrücken. Er bleibt mit seinen Gedanken nicht in der Vergangenheit hängen, sondern zentriert sich im „Hier" und „Jetzt".

Der Dünndarm-Typ ist häufig konfus und unstrukturiert. Es sind Menschen, die ständig ihre Meinung ändern und zwar aus Angst die falsche Entscheidung zu treffen. Sie sind ständig in ihrem Denkprozess gefangen und überlegen sich lieber, wie der nächste Schritt aussehen sollte, anstatt ins Tun zu kommen. Das Leben, vor allem die Zukunft wird ständig durchdacht, statt gelebt zu werden. Der Patient ist noch nicht erwachsen und weiß nicht, welche Rolle er in der Gesellschaft einnehmen soll. Hier kann es sein, dass die Mutter geistig nichts geben konnte. Wir haben es also mit einem „Peter Pan" zu tun, der sich weigert erwachsen zu werden und Verantwortung für sein Leben zu übernehmen. Dadurch, dass er von der Mutter überbehütet wurde, ist er unsicher und für das Leben nicht reif.

Die großen Lebensfragen des Dünndarm-Typus scheinen aus der Herausforderung zu bestehen, was richtig oder falsch ist, und aus der Angst, aufgrund einer „falschen" Entscheidung letztendlich zu versagen. Der Patient ist mit den Gedanken, was für ihn gut ist und was nicht, ziemlich überfordert, weil er keinen Zugang zu seinem Bauchgefühl hat. Er sucht seinen Platz im Leben und möchte gerne wissen, welche Richtung zu nehmen ist. Der Mensch ist ständig im Kopf und lässt sich von seinen Gedanken auffressen.

Hier könnte sich die Gallenblase durch Schmerzen in der rechten Seite des Oberkörpers bemerkbar machen. Es ist, als ob die Gallenblase zum Dünndarm sagen würde: „Mensch, du hast jetzt lange verschiedene Wege ausgedacht, ich weiß aber immer noch nicht wie du dich entscheiden möchtest und wie ich mich verhalten soll". Der Schrei nach einer konkreten Entscheidung wird immer lauter.

Der Dünndarm-Mensch muss begreifen, dass es kein „richtig" oder „falsch" gibt. Es gilt Entscheidungen zu treffen, die dann Konsequenzen für die Zukunft haben werden, egal um welche Entscheidung auch immer es sich handelt. Somit hat sich die Frage nach dem Richtig und Falsch erledigt.

Systemisch gesehen ist es so, dass Familiengeheimnisse im Dünndarm sitzen. Der Patient trägt gerne das Kreuz für die Familie. Der Dünndarmpatient hat auch chronische Nacken-Schulter-Schmerzen. Sein Blick ist nach unten gerichtet, wodurch er die Chancen und Möglichkeiten im Leben nicht sehen kann. Sein alchemistischer Ofen funktioniert nicht richtig und er trägt gerne „den Schmutz" der Familie in sich und auf den Schultern.

Sich öffnen und Vertrauen sind wichtige Themen beim Dünndarm. Lieber isoliert man sich, anstatt sich der Welt zu zeigen und zu öffnen.

Emotionen wie „wenn ich mich zeige, werde ich verletzt" oder „meine Zukunft wird bedroht, wenn ich Konflikte anspreche" können die Lebensenergie des Meridians blockieren und zum Stau führen. Dadurch sind keine Vorwärtsbewegungen (wichtig beim Dünndarm für eine gute Verdauung) und Weiterentwicklungen möglich. Man fühlt sich nicht verstanden und kann sich über seine Gefühle mit Menschen nicht unterhalten, da es zu unangenehmen Diskussionen führen könnte. Vielleicht ist man auch nicht gewohnt darüber zu sprechen, weil man es als Kind nie gelernt hat oder ganz einfach nie frei über sich und seine Gefühle sprechen durfte.

Eine Störung des Meridians führt zur Isolation und Egozentrik. Man beschäftigt sich mit sich selbst und kreist nur um seinen eigenen Bauchnabel. Eine Disharmonie im Familiensystem macht Angst. Man traut sich nicht über seine Emotionen mit seinen Eltern oder

Geschwistern zu sprechen. Vieles wird verschwiegen und man redet sich alles schön. „Small Talk" hat höchste Priorität. In der Familie ist vieles unerlöst, jedoch traut man sich nicht über alte Geschichten zu sprechen, die uns in der Vergangenheit verletzt haben. Es wird nichts geklärt und die Bereitschaft dazu ist oft überhaupt nicht vorhanden. Sich auf eine Transformation des alchemistischen Ofens des Dünndarms einzulassen, könnte alles verändern und soziale Beziehungen könnten sich auflösen. Davor hat der Mensch Angst.

Der Dünndarm-Meridian möchte uns zeigen, dass sich öffnen und sich schützen gleichzeitig möglich ist. Es ist eine harmonische Bewegung und eine Fähigkeit, die in uns allen vorhanden ist. Also warum sie nicht täglich nutzen?

Mit einem ausgeglichenen Dünndarm-Meridian weiß ich, welche Personen in meinem Umfeld sich gut anfüllen und welche mein Leben vergiften. Interessant ist hier die Handkante, die von einer Störung des Meridians oft betroffen ist. Achten Sie darauf, dass Handgelenksarthrosen mit dem Meridian zu tun haben könnte. Mit der Handkante wird entweder angenommen oder Distanz geschaffen.

Mit einem ausgeglichenen Dünndarm-Meridian kann sich der Patient wieder auf seine Inspiration einlassen, sieht klar und kann differenzieren. Er kann sich wieder entfalten, neue Schritte nach vorne machen und vor allem mit Entschlossenheit seine Ziele angehen. Ab diesem Moment traut sich das Herz zu fliegen, die Gallenblase kann wieder lachen und die Verbindung zwischen Kopf und Bauch, also zwischen Himmel und Erde, ist wieder hergestellt. Nähe und Distanz können wahrgenommen werden. Hat man sich vom Alten getrennt, fühlt man sich rein und gelassen, sodass die Identität ohne Schuldgefühle im sozialen Umfeld gelebt werden kann.

Körperliche Symptome:
Rheumatismus, Zahnschmerzen, Mittelohrentzündung, steife Gelenke, Schulter-Nacken-Beschwerden, Arthrose im Handgelenk und Verdauungsstörungen

Unerlöster Dünndarm-Typus:
Der unerlöste Dünndarm-Typ ist oft ein von vielen Ängsten und Zwängen geprägter Mensch. Im Bedürfnis besonders und gut zu sein, entwickelt sich hier unter Ausschluss des eigenen Schattens eine Gutmenschmentalität, die sich dann in neurotischen Verhaltensweisen oder Zwangshandlungen manifestiert. Es fällt ihm schwer, sich von den Anforderungen seiner Mitmenschen zu distanzieren und so ist das „Ja" oft eigentlich ein „Nein". Wenn ihm dies klar wird, ist es häufig schon zu spät doch noch „Nein" zu sagen.

Und dann beginnen all die Mechanismen in ihm aktiv zu werden, die dieses Verhaltensmuster nach sich zieht. Man ist unwillig, fühlt sich ausgenutzt und nicht ernst genommen und ist in seinem Zeitplan häufig empfindlich gestört. Und zu guter Letzt wird man von sich und seinen Bedürfnissen immer mehr abgeschnitten, weil man zu sehr auf andere Menschen und deren Bedürftigkeiten geschaut hat.

Alleinsein und Ruhe kann er gar nicht aushalten, da er dann Angst hat, mit sich und seinen nicht integrierten Schattenanteilen in Kontakt zu kommen und von den damit verbundenen Emotionen überwältigt zu werden.

Erlöster Dünndarm-Typus:
Der erlöste Dünndarm-Mensch schafft es sehr leicht, bisherige Lebenserfahrungen zu integrieren und gemachte Fehler nicht noch einmal zu wiederholen. Er begreift schnell und sieht den roten Faden im ganzen Geschehen, der hinter scheinbar verschiedenen Themen und Ereignissen im Leben steckt. Informationen werden auf ihren Gehalt bezüglich des eigenen Lebens und der eigenen Biographie überprüft und dann wird entschieden, ob diese in das eigene System integriert werden oder ob die Information wieder verworfen oder sogar als schädlich für die eigene Energie erkannt wird.

In Beziehungen kann er sich gut abgrenzen. Er spürt genau, wo die Grenze zwischen zwei Menschen verläuft. Das ICH und das DU können von ihm genau definiert werden. Nähe und Distanz sind im guten Ausgleich. Er kann echte Nähe mit tiefen Emotionen leben, ohne dass Gefahr bestünde, sich in der Nähe zum Gegenüber zu verlieren.

Er fühlt sich verbunden ohne vom Gegenüber abhängig zu sein.

Er kann die Energie des „Jetzt" gut leben und ist sich bewusst, dass die Zukunft noch nicht existiert und die Vergangenheit vorbei und nicht mehr zu ändern ist. Also geht es in seinem Leben auch immer um die Gegenwart, die er leben und genießen kann.

Affirmation:
ICH SCHAFFE IMMER MEHR KLARHEIT IN MEINEM LEBEN

Kinesiologie Übung 1:
Dünndarm (19) links und rechts mit zwei Fingern klopfen und die Affirmation aussprechen.

Kinesiologie Übung 2:
Anfangs- und Endpunkt, links und rechts des Dünndarm-Meridians halten. Stellen Sie sich einen Platz in der Natur vor. Vor Ihnen hat die geistige Welt für Sie ein Friedensfeuer vorbereitet. Während die Energie auf dem Meridian wieder fließt, versuchen Sie alte belastende Gedanken ins Feuer zu verwerfen. Spüren Sie die angenehme Wärme des Feuers und stellen Sie den Kontakt zu Ihrem Bauch wieder her. Ab diesem Moment dürfen Sie Schritt für Schritt mit Ihrem Bauch denken und wichtigen Herzenswünschen folgen.

Pflanzen für den Dünndarm-Meridian:
Für den Dünndarm-Meridian verwenden wir die beiden Pflanzen *Ginkgo biloba* und *Okoubaka aubrevillei*. Ginkgo hilft dem unerlösten Dünndarm-Typus, seine inneren Bilder und chaotischen Strukturen zu gliedern und somit wieder greifbar zu machen. Er hat das Gefühl, wieder Überblick über sein Leben zu haben und zu wissen, wie und warum das Leben funktioniert. Deshalb kann er sich von vielen unnötigen Ängsten und Zwängen befreien.

Okoubaka hilft den Menschen sich selbst im Kontext des gesamten Lebenszyklus zu sehen. Die Essenz schürt den inneren Verbrennungsofen an, sodass der Mensch alle äußeren Eindrücke besser vom ICH zum DU abgrenzen kann. Somit lernt er, dass viele Störungen, die von außen als solche reflektiert werden, relativ sind. Und mit Hilfe von Okoubaka kann das scheinbar Negative in eine positive neue Form transformiert werden.

Rezeptur Phylak Sachsen GmbH

- Aconitum napellus 1
- Ginkgo biloba 1
- STAUC 5
- Okoubaka aubrevillei 1
- Belladonna atropa 1

Dosierung:
3 × 1 bis 3 × 7 Tropfen tgl. am besten pur einnehmen. Zusätzlich erfolgt die Anwendung als Einreibung auf den Anfangs- und Endpunkten des Magen-Meridians.

CAVE: Alkoholkranke Menschen als Kontraindikation für spagyrisch-alkoholische Essenzen zur Einnahme

Dreifach-Erwärmer-Meridian

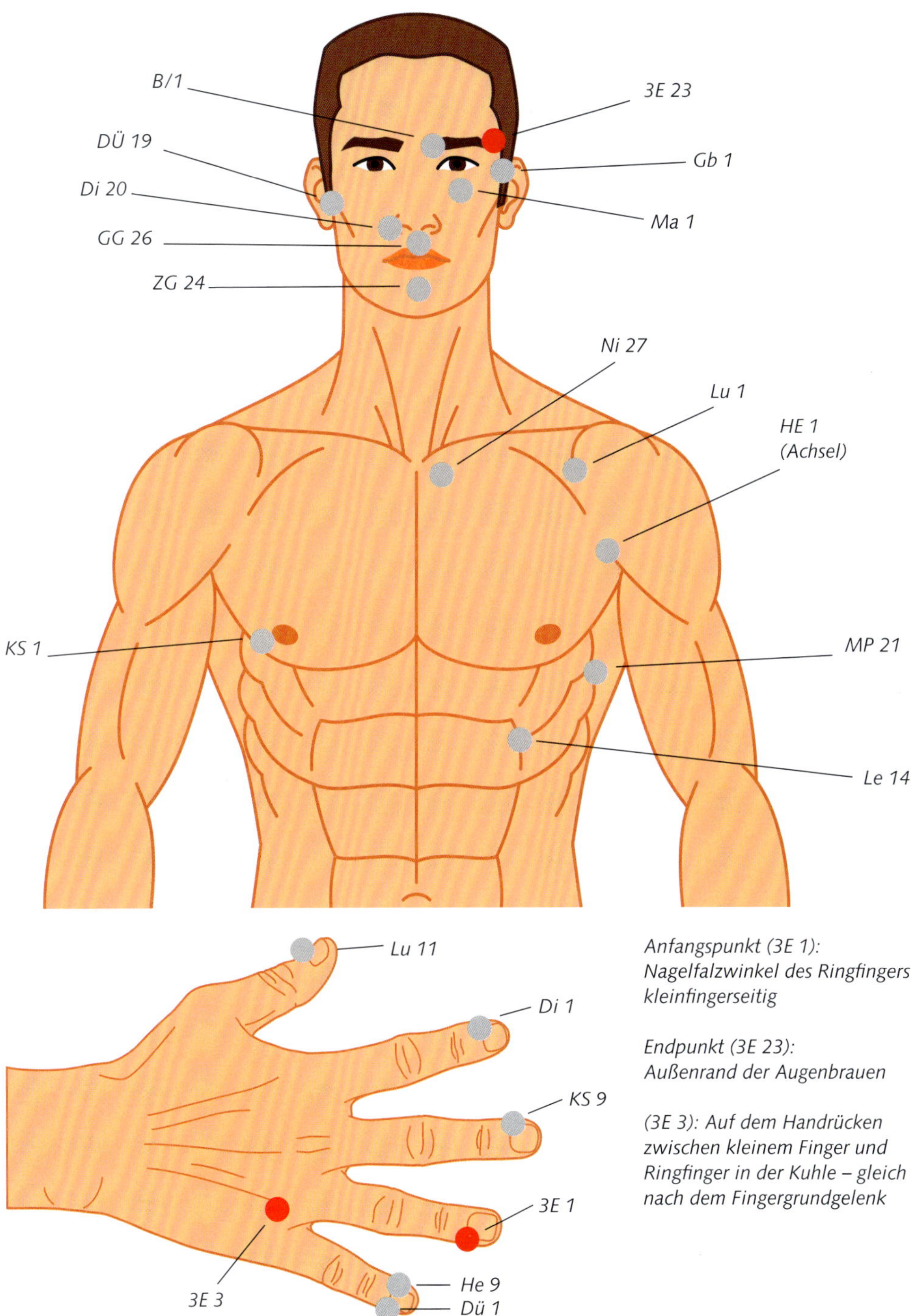

Anfangspunkt (3E 1):
Nagelfalzwinkel des Ringfingers kleinfingerseitig

Endpunkt (3E 23):
Außenrand der Augenbrauen

(3E 3): Auf dem Handrücken zwischen kleinem Finger und Ringfinger in der Kuhle – gleich nach dem Fingergrundgelenk

Meridianverlauf
Dreifach-Erwärmer-Meridian

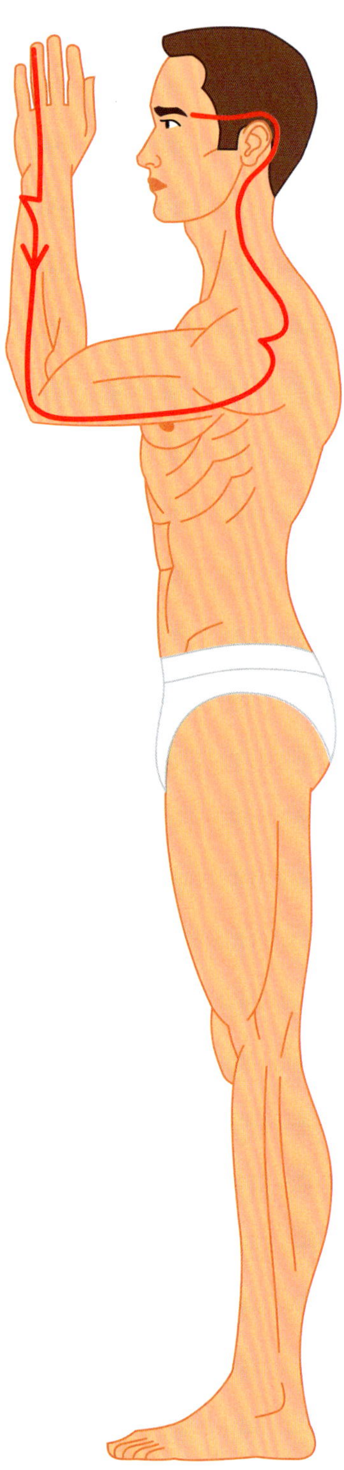

Der Dreifach-Erwärmer-Meridian ist keinem Organ zugeordnet. In der TCM ergänzt er die Funktion des Dünndarm-Meridians, deswegen zeigen beide Meridiane ähnliche Symptome. Es handelt sich um einen Meridian, der die Aktivität des inneren Qi steuert und das autonome Nervensystem reguliert. Der Meridian versorgt den Brustbereich, Bauchbereich und Beckenregion mit Wärme. Er reguliert dadurch unsere Atmung, Verdauung und Urogenitalfunktion.

- der obere Erwärmer beeinflusst unsere Atmung
- der mittlere Erwärmer regt unsere Verdauung an
- der untere Erwärmer kontrolliert unsere Ausscheidungen

Es ist wichtig, dass alle drei Bereiche gut versorgt sind. Wenn das Feuer nicht richtig brennt, gibt es keinen Dampf. Wenn das Feuer außer Kontrolle ist, wird der Topf zu heiß und der Inhalt explodiert.

Er ist unser innerer und äußerer Temperaturregler und kontrolliert den Geist und die inneren Organe. Er ist wie ein Finanzminister, der Energie ansammelt, um sie im ganzen Körper zu verteilen. Wird in einem der Kreisläufe gerade viel Energie dringend gebraucht, so zieht der Meridian die Energie von den anderen ab und schickt es zu dem Ort, an dem es benötigt wird.

Zeigt dieser Meridian größeren Energiemangel, leidet man oft unter kalten Händen und Füßen. Also in der Erkältungszeit ist dieser Meridian „der" Geheimtipp. Bei Kälte sollten wir diesen Meridian mit der Farbe Orange behandeln. Frauen, die unter Hitzewallungen leiden, können die Hitze über die Farbe Blau ausleiten und sollten den Meridian mit der Farbe Blau behandeln. Dies kann über blaue Kleidung, ein Bad in blau gefärbtem Badewasser oder einfach mit einer blauen Glühlampe, vor die man sich vor dem Zubettgehen mehrere Minuten setzt und bestrahlen lässt, geschehen. Dabei kann man die Anfangs- und Endpunkte des Meridians halten (siehe Abbildung Seite 65).

Ein Dreifach-Erwärmer „in Balance" ist für unsere körperliche und seelisch-geistige Abwehrfähigkeit von großer Bedeutung.

Es wird vermutet, dass der Dreifach-Erwärmer die Pankreasfunktion und den Hormonhaushalt mit Energie versorgen soll. Bei einem emotionalen Schock oder in einer Krisensituation ist man auf der Flucht und die Nebennieren schütten übermäßig Adrenalin aus. Interessant sind die vier Muskeln, die wir zum Rennen bzw. Davonlaufen brauchen und die in der Kinesiologie zu dem Dreifacher-Erwärmer-Meridian gehören.

Schocks und Erstarrungsreaktionen schwächen diesen Meridian. Der Mensch befindet sich in einem Gefühl der Hilflosigkeit und hat innerlich resigniert. Er fühlt sich in unerwünschten Situationen wie festgefahren. Ich würde behaupten, dass emotionale Schocks und Konflikte der Vergangenheit sowie Kindheitstraumata sich als abgespaltene Energie auf dem Meridian speichern und dadurch verhindern, dass die Energie frei fließen kann. Der Patient fühlt sich von Gott verlassen, er ist bitter und hat sich von seinem Urvertrauen weit entfernt.

Der unerlöste Dreifach-Erwärmer Typ macht dicht und grenzt sich von der Außenwelt ab. Die Kontakte zu seinem Umfeld sind oberflächlich und er tut sich extrem schwer ein soziales Leben auszubauen. Er ist starr, unflexibel und die Beweglichkeit des Feuerelements scheint verloren gegangen zu sein. Schmerzen des Bewegungsapparates machen sich bemerkbar.

Seine emotionalen Verletzungen erlauben es dem Menschen nicht, sein inneres Thermostat zu regulieren. Sein Zentralheizungssystem spielt verrückt und daraus entstehen Stimmungsschwankungen wie der Wechsel von depressiv in euphorisch. Menschen, die ihm Wärme und Liebe zeigen und schenken wollen, findet er suspekt. Das Feuer, das auf der emotionalen Ebene brennen sollte, ist wie ausgelöscht. Er kann nicht mehr zwischen warm und kalt unterscheiden. Die Kommunikation mit der Außenwelt ist gestört und häufig ganz unterbrochen. Seine Sinne wie Sehen und Hören sind verschlossen und der Zugang zu den inneren Gefühlen scheint ebenso geschlossen zu sein. Seine Verletzungen der Vergangenheit sind nie richtig abgearbeitet worden.

Die Kälte, die er öfter spürt (auch im Hochsommer), ist ein Zeichen für zu wenig soziale Kontakte. Es ist auch verständlich, dass sich der Mensch abschottet und in sich zurückzieht, wenn der Meridian durch Schocks und Missbrauch verletzt worden ist. Er hat sich von sich und seinen Energiekörpern getrennt und die Verbindung zu seinem Höheren Selbst ist unterbrochen. Wenn der Zugang zum Höheren Selbst verloren geht, geht häufig auch die Sinnhaftigkeit des Lebens völlig verloren.

Menschen, die er trifft, sind für sein gesamtes Energiesystem nur noch unverträglich. Sie zu akzeptieren, wie sie sind, würde innere Kräfte benötigen, die leider nicht mehr vorhanden sind. Bitterkeit und Enttäuschungen haben sich über die Zeit entwickelt und führen zur Stagnation der Gefühle. Er sieht kein Licht am Ende des Tunnels und befindet sich stets in einem Gefühl der Hilflosigkeit.

Der Dreifach-Erwärmer ist der Zugang zu dem Inneren Kind oder „Jüngeren Ich". Falls Sie mit dem Inneren Kind arbeiten wollen, ist dieser Meridian wichtig. Durch die im Buch vorgestellte Klopfpunkt-Technik und die Spagyrik kann er wieder balanciert werden. Erforderlich ist es hier, die Anteile, die durch schwere emotionale Ereignisse abgespalten worden sind, wieder zu integrieren. Der Stress der Vergangenheit bezüglich Vater und Mutter und unerledigte Themen innerhalb der Eltern-Kind-Beziehung sollten reduziert werden. Das Innere Kind, das sich in der Starre befindet, sollte geheilt werden, um wieder am Leben teilnehmen zu wollen.

Solange der Patient in diesem Prozess der Genesung nicht eintauchen kann, wird er versuchen durch Leistung und Hochdruck unbewusst Liebe von seinem Umfeld zu bekommen, auch wenn zu wenig Kraft vorhanden und oder die Kraft sogar fast erlöscht ist. Da er mit seinen Mustern ständig in Resonanz ist, zieht er regelmäßig Ablehnung an. Er zeigt sexuelle Verkrampfungen, die er nicht äußern kann. Die Kontrolle nicht loslassen können, zeigt sich durch eine verspannte und gelähmte Schulter. Er will beweisen, dass er etwas kann, und dass er durchaus nützlich und in seinem Handeln gut ist. Daneben weigert er sich konsequent, seine Themen der Kindheit und der hier zugefügten Verletzungen anschauen zu wollen. Lieber ist er nur noch aktiv, anstatt Lebensfreude in sein Leben zu integrieren.

Alle Themen dieses Meridians sind in der Anamnese und Therapie sehr heikel. Es liegt häufig eine unbewusste Ablehnung des Lebens und Sehnsucht nach dem Jenseits vor (Thanatossyndrom). Deshalb gilt es immer wieder behutsam, die Bereitschaft für das Leben und die Verantwortung für ein selbstbestimmtes Leben abzufragen oder bei Nichtvorhandensein zu integrieren.

Unterstützt wird der Meridian durch Ruhe und Meditation, mehr Zeit für sich selbst haben und tun, was uns im Leben Spaß macht bzw. für das, wofür man im Leben brennt wieder zu aktivieren. Der Ausgleich des Meridians darf über Freude am Leben geschehen: es sich einfach gut gehen lassen, ohne ein schlechtes Gewissen zu haben oder sich die Zeit für sein Inneres Kind geben. Ab jetzt dürfen die grauen Bilder der Vergangenheit ins Licht und in die Liebe transformiert werden.

Körperliche Symptome:
ähnliche Symptome wie beim Dünndarm-Meridian. Schocks und Erstarrungsreaktion, Hormonelle Dysbalance, Allergien, Schilddrüsenerkrankungen und geschwollenen Lymphknoten

Unerlöster Dreifach-Erwärmer-Typ:
Der unerlöste Typus ist ein sehr egozentrischer Mensch. Er ist sehr sprunghaft, hat ständig Angst davor, etwas falsch zu machen oder etwas zu tun, was dem Anderen missfallen könnte. Seine fehlende Beziehungsfähigkeit lebt er häufig als Helfersyndrom. Er stülpt anderen Menschen die Themen über, die er bei sich nicht anschauen möchte. In seinen Handlungen scheint er häufig wahllos und der Lebensfaden ist häufig nicht sichtbar. Manchmal hat er tiefe Ängste, die durch das gestörte Nieren-Qi kommen, wenn er durch fehlende Energie im Dreifach-Erwärmer-Meridian nicht fähig ist diese von den Nieren kommende Energie gleichmäßig im Körper zu verteilen.

Erlöster Dreifach-Erwärmer-Typ:
Der erlöste Typus kann sich dem Lebensfluss gut hingeben, und beherrscht den Ausgleich zwischen Anspannung und Entspannung nahezu perfekt. Er ist mit sich im Reinen und hat deshalb auch gute Außenbeziehungen. Er schafft es die richtige Distanz in Beziehungen zu schaffen, ohne sich zu sehr abzugrenzen.

Er liebt tiefgründige Gespräche und jede Form von Oberflächlichkeit ist ihm ein Greuel. Er versteht es seine Lebensenergie gut zu nutzen und dauerhaft zu unterscheiden, was ihm Energie gibt oder zu viel Energie abzieht und losgelassen werden muss.

Affirmation:
ICH ÖFFNE MICH FÜR MEHR LEBENSFREUDE IN MEINEM LEBEN

Kinesiologie Übung 1:
3E3 Punkt, links oder rechts (siehe Abbildung) mit zwei Fingern klopfen und die Affirmation aussprechen.

Kinesiologie Übung 2:
Anfangs- und Endpunkt, links und rechts auf der Körperoberfläche des Dreifach-Erwärmer-Meridians halten. Spüren Sie die Wärme Ihres Körpers, die wieder frei fließen darf. Diese Wärme ist ein Gefühl der inneren Umarmung. Die seelischen Wunden der Vergangenheit dürfen jetzt angeschaut und transformiert werden.
Können Sie ein Bild Ihres Inneren Kindes sehen?
Können Sie hören, was es Ihnen mitteilen möchte?
Was braucht es in diesem Moment von Ihnen?

> Hören Sie auf die Hinweise des Kindes und nehmen Sie seine Ratschläge in die Gegenwart mit. Es geht hier um einen ersten Schritt nach vorne zu machen und es darf ein einfacher Schritt sein. Vielleicht geht es nur darum, ins Café zu gehen und es sich für einen Moment gut gehen zu lassen oder um einen Spaziergang in der Natur. Machen Sie was Gutes aus diesen inneren Empfehlungen.
> Ab jetzt darf es Ihnen wieder gut gehen. Atmen Sie die Lebensenergie, die im Raum steht tief ein und aus.

Pflanzen für den Dreifach-Erwärmer-Meridian:
Für den Dreifach-Erwärmer verwenden wir die Pflanze *Thymus vulgaris*. Der Thymian steht für alle Verletzungen in der Kindheit. In der Basisrezeptur ist ja bereits Aconitum (= Schocks und traumatische Verletzungen als Indikation) enthalten, dass zusammen mit Thymus eine hervorragende Arbeit beim Verarbeiten traumatischer Erlebnisse macht.

Thymus ist wichtig für alle Themen, die in den ersten sieben Lebensjahren entstanden sind. Einer Zeit, in der wir unser Gehirn durch das noch fehlende *Corpus callosum*, der Querverbindung zum Verbinden der rechten und linken Gehirnhälfte, dafür verantwortlich ist, dass wir Muster abspeichern, die uns als Erwachsene das Leben erschweren. Wir funktionieren dann im gleichen Modus wie ein kleines Kind, wenn in unserem Erwachsenenleben dieser Knopf aus der Kindheit wieder gedrückt wird. *Thymus vulgaris* dreht alle Verletzungen der Kindheit von null bis sieben um, um daraus die Lektionen zu lernen und zu heilen.

Belladonna hilft uns, die durch Aconitum gelöste und nun im Energiesystem frei zirkulierende Energie nach außen zu entlassen und quasi wie ein Ventil zu funktionieren, um angestaute Energie in geordneten Bahnen aus unserem Energiesystem zu eliminieren, damit sie sich nicht erneut festsetzt und wieder eine Störung auslöst.

Rezeptur Phylak Sachsen GmbH	
• Aconitum napellus 1 • Thymus vulgaris 1 • STAUC 5 • Thymus vulgaris 1 • Belladonna atropa 1	**Dosierung:** 3 × 1 bis 3 × 7 Tropfen tgl. pur nehmen. Alternativ: Anfangs- und Endpunkt des Meridians mit je einem Tropfen einreiben.
CAVE: Alkoholkranke Menschen als Kontraindikation für spagyrisch-alkoholische Essenzen zur Einnahme	

Kreislauf-Sexus-Meridian

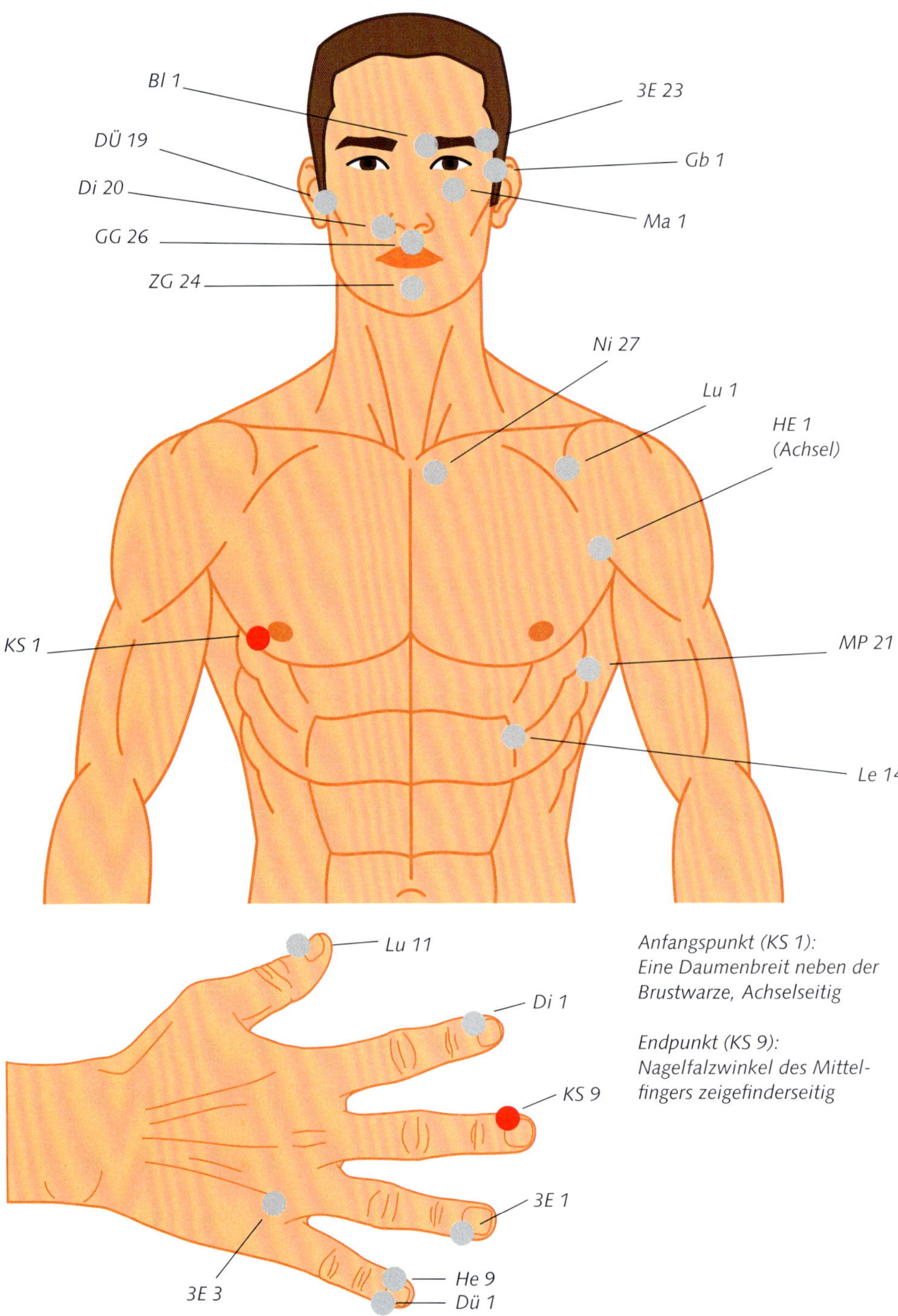

Anfangspunkt (KS 1):
Eine Daumenbreit neben der Brustwarze, Achselseitig

Endpunkt (KS 9):
Nagelfalzwinkel des Mittelfingers zeigefinderseitig

Meridianverlauf Kreislauf-Sexus-Meridian

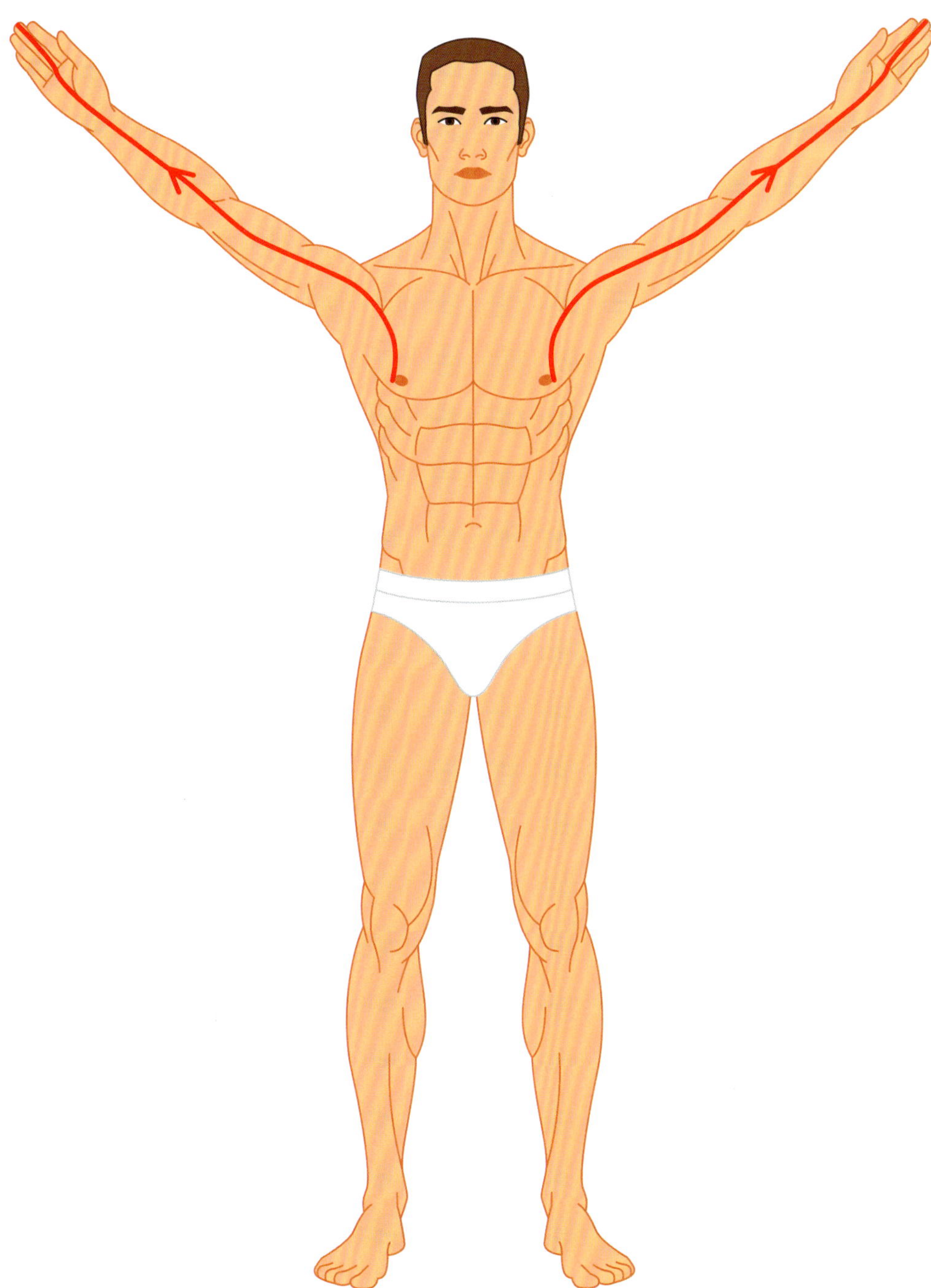

Der Kreislauf-Sexus-Meridian schützt das Herz vor „Attacken" und hilft uns, mehr Lebensfreude in unser Leben integrieren zu können. Genuss und Sexualität sind wichtige Charakteristiken dieses Meridians. Er hilft uns die Beziehung zum Partner zu verbessern und die Unsterblichkeit des Verliebtseins wieder zu entdecken. Der Meridian unterstützt die Kommunikation und hilft uns, Gefühle besser ausdrücken zu können und zwar ohne die Angst, nicht geliebt zu werden, wenn wir das „Falsche" sagen oder für uns einstehen.

Wenn die Energie des Meridians dauerhaft ausgeglichen ist, wissen wir, dass man gibt oder bekommt ohne etwas als Gegenleistung dafür zu erwarten. Man gibt vom Herzen und man darf dadurch lernen, dass Gefühle zeigen und ausdrücken Freude bringt.

Wenn Stabilität auf dem Meridian herrscht, sind wir vor emotionalen Zusammenbrüchen sehr gut beschützt.

Die erlöste und frei fließende Qualität des Meridians zeigt sich durch Kommunikation, Wärme und Ausstrahlungskraft. Der Mensch ist selber in Resonanz mit seiner Selbstliebe und strahlt sie aus. Wenn er in dieser Energie bleibt, zieht er beständig Glück zu sich an. Vielleicht haben Sie solche Menschen in Ihrem Umfeld schon gesehen? Es ist, als ob sie alles im Leben hätten: den perfekten Partner, Job, Kinder, Familie, Haus ... Sie sind erfolgreich und man hätte so gerne das Rezept, damit das gleiche uns auch passiert.

Meistens ist die Lebensenergie des Meridians durch Enttäuschungen und tiefe Verletzungen blockiert und man traut sich nicht mehr in tiefe Gefühlen während des sexuellen Austausches mit anderen Menschen zu tauchen. Genitale Liebe und Herzensliebe können nicht miteinander verbunden werden. Deswegen kann der Mensch, wenn das Herz durch die erste große Liebe gebrochen worden ist, oft nur noch eine oberflächliche Sexualität leben. Die Wunden nach einer Trennung oder Scheidung sind manchmal so tief, dass der Mensch sich komplett in sich selbst und sein Schneckenhaus zurückgezogen hat.

Hier ist es wichtig, die Beziehungsmuster der früheren Partnerschaften zu behandeln und den damit verbundenen Stress abzubauen. Man kann sich von einem anderen Menschen nur durch Liebe trennen, jedoch nimmt bei verletzten Menschen oft der Hass statt die Liebe diesen Raum ein. Das geistige und seelische Loslassen sind hier wichtig und können mit den spagyrischen Mitteln sehr gut unterstützt werden.

Wenn der Mensch durch Betrug, wie es häufig der Fall ist, verletzt wurde, kann ein Ausgleich des Meridians nur durch Vergebung und Liebe geschehen. Ein guter systemischer Lösungssatz wäre hier: „Ich danke dir für die Erfahrung und finde für dich einen guten

Platz in meinem Herzen". Während des Aussprechens dieses Satzes kann der Patient den Akupunkturpunkt Kreislauf-Sexus Nummer 9 klopfen (siehe Abbildung).

Wenn man sich aber schwer damit tut, diese systemischen Sätze auszusprechen, geschweige denn in das eigene System als Wahrheit zu integrieren, könnte man mit den psychischen Umkehrungen, die von dem Psychologen Roger Callahan entwickelt wurden, arbeiten. Ein guter Satz wäre hier: „Auch wenn ich dieses Problem habe, liebe, akzeptiere und respektiere ich mich voll und ganz".

Es gibt einen feinen Unterschied zwischen dem Dreifach-Erwärmer- und dem Kreislauf-Sexus-Meridian. Während der Dreifach-Erwärmer mit unbearbeiteten Emotionen des Inneren Kindes zu tun hat, hat der Kreislauf-Sexus häufig mit den Konsequenzen von Schocks und schockhaften Ereignissen zu tun.

Wenn man die westliche Psychologie in die Traditionelle Chinesische Medizin heute integrieren würde, könnten die psychischen Umkehrungen sehr wohl mit dem Kreislauf-Sexus-Meridian zu tun haben. Hier geht es darum, sich so wie man ist zu akzeptieren, zu respektieren und zu lieben – auch wenn man sich in dem Moment schwer tut, eine Lösung für ein Problem zu finden.

Wenn man die Gefühle von Hass und Wut zu lange die Kontrolle übernehmen lässt, kann es zu hysterischen Episoden („Dramaqueen") und explosiven Entladungen führen. Auch hier eine typische Charakteristik eines unausgeglichenen Kreislauf-Sexus-Meridians. Man ist nicht mehr fähig Menschen zu umarmen und jede Art von Nähe macht Angst. Man wird eifersüchtig und zeigt ein dominantes Verhalten gegenüber Freunden und vor allem neuen Partnern. Es ist ein auf und ab zwischen Depression und Begeisterung. Ansonsten scheint alles rigid und starr zu sein, insbesondere im Solarplexusbereich.

Die Kontakte zu dem gebrochenen „Ich" sollten wieder hergestellt werden und das Gefühl von Mitgefühl für sich selbst darf neu entwickelt werden. Man muss hier seinen eigenen Opferanteil annehmen, würdigen und lieben, in die Arme nehmen. Unserer Meinung nach ist es der Weg zur eigenen Identität. Wir suchen oft nach Zuneigung im Umfeld und es wird erzählt, wie schlimm die Trennung oder die Scheidung gewesen ist. Der Expartner ist Täter gewesen und der, der augenscheinlich verletzt wurde, ist das arme und bedauernswerte Opfer. Doch das Opfer-Täter-Prinzip ist in beide Richtungen austauschbar. Das Opfer kann nur durch den Täter überleben und ohne Opfer macht das Täter-Sein keinen Spaß. Man sollte behutsam nachfragen, was denn der Gewinn gewesen ist, der durch die Opferhaltung entstanden ist.

Für diese Art von Patient sind die psychischen Umkehrungen erwähnt worden. Und hier könnte folgender Satz uns helfen: „Auch wenn ich mich als Opfer fühle, liebe, akzeptiere und respektiere ich mich voll und ganz." Ohne einen Ausgleich dieser in unserem Energiesystem fließenden Umkehrungen würde die Lebensenergie nicht mehr oder in die falschen Kanäle fließen.

Wenn man die innere Wärme wieder gefunden hat und den Raum der Verletzungen verlassen hat, darf man Gefühle und Begeisterung für andere wieder empfinden. Lust und Vergnügen dürfen wieder aktiviert werden. Man darf ohne Tabu über die Sexualität und vor allem über seine Bedürfnisse bezüglich dieses Themas mit seinem Partner kommunizieren.

Die Sexualität in einer Liebesbeziehung überlebt die Zukunft, wenn man offen damit umgeht und sie in der Partnerschaft leben lässt und ihr einen Raum gibt, egal in im welchem Alter, egal mit welcher sexuellen Orientierung.

Der Psychoanalytiker Wilhelm Reich war davon überzeugt, dass jede Neurose die Folge einer gestauten Sexualenergie ist, die nie auf eine natürliche Art entladen wird. Stattdessen gibt es „Pseudoentladungen" in Form von Essen, Shopping (Zalando „Orgasmus"-Werbung) oder anderen Suchtmechanismen, die uns von unseren wahren Bedürfnissen und Wahrnehmungen fern halten. Für ihn kann der Mensch zu einem neuen Mensch werden, wenn er sexuell frei ist. Wenn man sich mit der Theorie des Psychoanalytikers befreundet, kann man sich denken, dass eine gesunde und ausgelebte Sexualität der Schlüssel zur vollkommen Gesundheit und Frieden ist.

Wilhelm Reich wollte uns lehren, dass in einem gesunden Menschen die Energie des Lebens frei und unverkrampft fließen. Wenn diese Energien in Ihrem Fluss gestoppt werden, können die Säfte im Körper nicht mehr frei fließen. Der Körper wirkt verkrampft und Ängste kommen hoch. Lebenslust und Lebensangst sind treibende entgegengesetzte Grundgefühle. Aus Lust kommt der Mensch in die Expansion und aus Angst in die Kontraktion. Dieses Prinzip spiegelt sich auch im solar-aktivem und lunar-passivem in der alchemistisch-spagyrischen Astrologie wider.

Aus diesen Erkenntnissen dürfen Menschen durch mehr Stille, Entspannung und Wärme neue Gefühle für Freiheit und Lebenslust entwickeln und vor allem dürfen Sie LEBEN.

Körperliche Symptome:
Angina pectoris, Brustschmerzen, Herzklopfen, Prostata-Beschwerden und Infektionen des Blutweges

Unerlöster Kreislauf-Sexus-Typus:
Der unerlöste Typus tut sich vor allem schwer damit, sich in Beziehungen und Freundschaften dem Gegenüber zu öffnen. In der Astrologie beschreibt diesen Vorgang der menschlichen Entwicklung der Lauf durch den Zodiak vom Ascendenten zum Deszendenten. Der Mensch muss sich nach dem eigenen Kennenlernen durch den Blick nach Innen nun auch im Außen durch das Du, also das Gegenüber, kennenlernen. Dieser Prozess ist beim unerlösten Typus gestört und man kann die Überwindung dieses Problems als seine Lebensaufgabe bezeichnen.

Er ist dann entweder ein sehr introvertierter Typus, dem man kaum etwas entlocken kann oder er macht sich durch ein extrovertiertes Verhalten ebenso ungreifbar für das Gegenüber. Man könnte die Kommunikation als „Totreden des Gegenübers" bezeichnen. Der Gesprächspartner wird also durch diese Art der Gesprächsführung vom Leib gehalten.

Diese Menschen leben häufig von Liebesgeschichten und den Emotionen anderer Menschen, da Sie sich hier nicht öffnen müssen und trotzdem Emotionen erfahren, die ihnen nicht gefährlich werden können, da diese auf das Du projiziert werden und nicht selbst gelebt und gefühlt werden müssen.

Erlöster Kreislauf-Sexus-Typus:
Der erlöste Typus kann sich gut öffnen, weil er weiß, dass seine Abgrenzungsmechanismen gut funktionieren. Er hat gelernt, mit seinen Emotionen konstruktiv umzugehen. Und gibt den anderen Menschen in seinem Leben genügend Raum, um trotz ausreichender Nähe doch ein emotionales Eigenleben führen zu können.

Er hat eine erfüllte Sexualität, die harmonisch mit dem Gegenüber in Resonanz schwingt. Die eigenen Bedürfnisse können gut und ohne Probleme an die des Partners angeglichen, aber auch bei Bedarf eingefordert werden.

Affirmation:
ICH SPÜRE DIE WÄRME DER SELBSTLIEBE IN MIR

Kinesiologie Übung 1:
Der Kreislauf-Sexus-Punkt 9, links und rechts (siehe Bild) mit zwei Fingern klopfen und die Affirmation aussprechen.

Kinesiologie Übung 2:
Anfangs- und Endpunkt, links und rechts auf der Körperoberfläche des Kreislauf-Meridians halten. Stellen Sie sich den Raum, an dem Sie im Moment festhalten, vor. Es ist ein Raum von großen Enttäuschungen, die uns sehr verletzt haben. Sie haben schon zu lange in diesem Raum gelebt und dürfen diesen in Ihrem eigenen Tempo verlassen. Visualisieren Sie, wie Sie diesen Raum in Liebe verlassen dürfen. Nur die Liebe kann die Tür hinter Ihnen schließen, um ein neues Kapitel Ihres Lebens öffnen zu können. Nehmen Sie sich Zeit dafür. Vielleicht müssen Sie diese Übung mehrmals wiederholen, doch Sie werden Ihr Ziel irgendwann erreichen: Ihre Verletzungen aufzugeben.

Pflanzen für den Kreislauf-Sexus-Meridian:
Für diesen Meridian verwenden wir die Pflanzen *Cardiospermum halicacabum* und *Crataegus oxycanthus*. Cardiospermum hilft uns an unsere bisher nicht wahrgenommenen Verletzungen und Missbrauch ran zu kommen. Hier wird oft Sexualität ohne Liebe gelebt. Der Betroffene geht von Partner zu Partner und wundert sich, warum man keinen Partner findet, mit dem man sein Leben verbringen möchte.
Crataegus öffnet das Herz, um uns mit unseren wahren Bedürfnissen in Verbindung zu bringen. Wir erkennen mit Hilfe vom Weißdorn, was uns im Leben zu schaffen macht, was uns sticht, und uns von unseren echten und wahren Bedürfnissen fern hält.
Viele Menschen haben nie gelernt, ihre wahren Bedürfnisse zu spüren. Und so ist es für viele Menschen auch ein Problem, diese Bedürfnisse zu artikulieren und für diese Bedürfnisse im Außen einzustehen.

Rezeptur Phylak Sachsen GmbH

- Aconitum napellus 1
- Cardiospermum halicacabum 1
- STAU-C 5
- Crataegus oxycanthus 1
- Belladonna 1

Dosierung:
Dosierung: 3 × 1 bis 3 × 7 Tropfen tgl. um einen Tropfen steigernd Anwendung auf allen Meridianpunkten als Einreibung möglich

CAVE: Alkoholkranke Menschen als Kontraindikation für spagyrisch-alkoholische Essenzen zur Einnahme

Falls eine gestaute sexuelle Energie im Vordergrund steht, in Form von sexuellen Störungen, kann man statt Crataegus die Pflanze *Yohimbe* einfügen. Diese hilft die Sexualenergie in der Wirbelsäule zum Fließen zu bringen und in konstruktive spirituelle Energie zu verwandeln.

Magen-Meridian

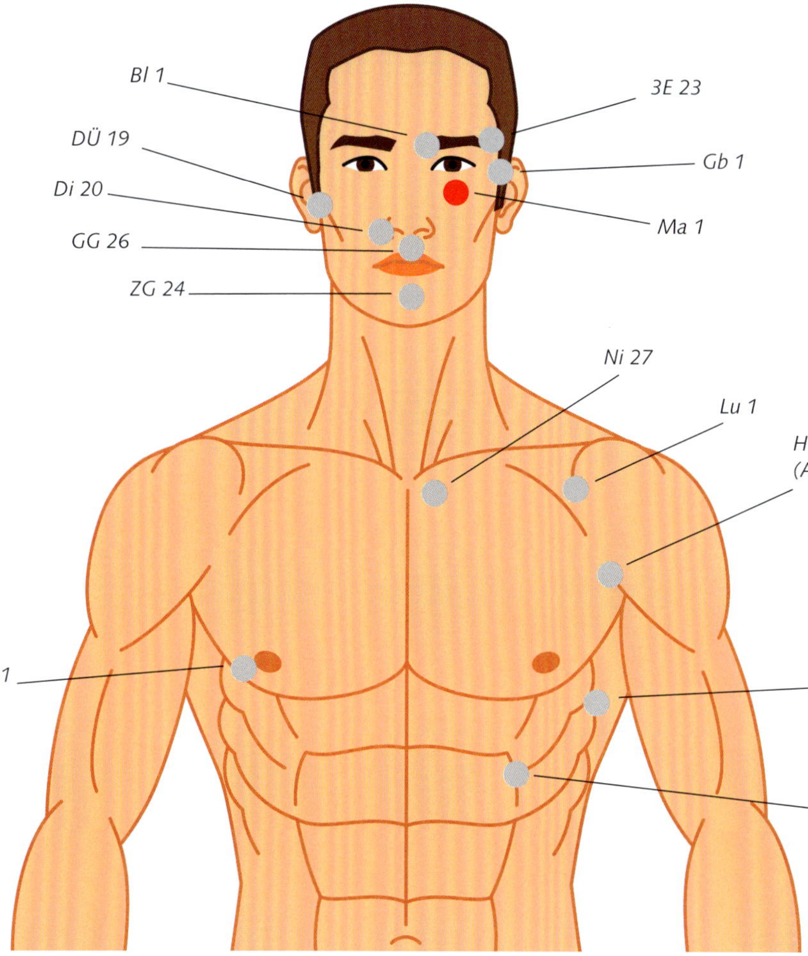

Bl 1
3E 23
DÜ 19
Gb 1
Di 20
Ma 1
GG 26
ZG 24
Ni 27
Lu 1
HE 1
(Achsel)
KS 1
MP 21
Le 14

Bl 67
Gb 44
Ma 45
Le 1
MP 1

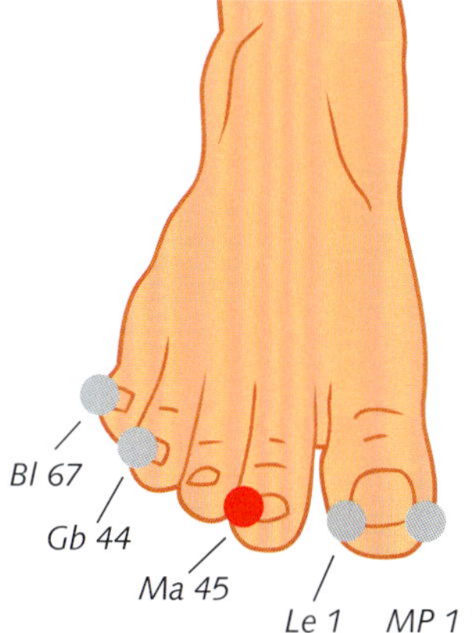

Anfangspunkt (Ma 1):
unter der Pupille auf dem Jochbein

Endpunkt (Ma 45):
Nagelfalzwinkel der 2. Zehe, seitlich der kleinen Zehe

Meridianverlauf Magen-Meridian

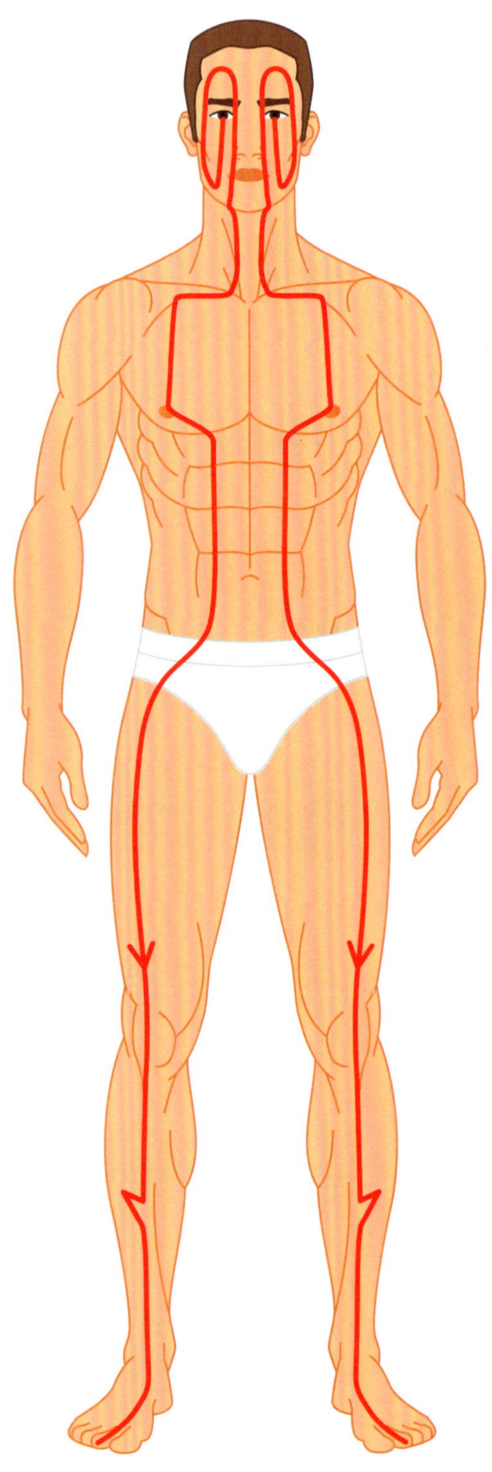

Die Haupteigenschaften des Magens stehen für die Fähigkeit für sich selbst zu sorgen und seine Bedürfnisse artikulieren zu können. Oft geht es darum, erst einmal Zugang zu seinen Bedürfnissen zu bekommen. Viele Menschen tun sich schwer damit, für ihre Bedürfnisse einzustehen, weil sie häufig durch Erziehung oder falsche Lebensansichten keinen Zugang zu ihren Bedürfnissen haben. Oft werden dann falsche Bedürfnisse kreiert, die die Konsumgesellschaft leicht zu befriedigen weiß.

Der Magen braucht Flüssigkeit in Form von positiven Emotionen, also Unterstützung, Fürsorge und Mitgefühl, um auf der energetischen Ebene gut funktionieren zu können.

Seit 2014 ist das Thema „Flüchtlinge" zu einer Hauptdiskussion in Europa geworden. Flüchtlinge sind nicht nur hungrig und brauchen Nahrung, sie fliehen aus Kriegsgebieten und brauchen unsere Zuneigung vielleicht dringender als feste Nahrung, die ihnen vom Staat angeboten wird. Stattdessen bekommen Europäer Angst. Die meisten würden Flüchtlinge gerne an den Grenzen abweisen. Der Mensch kann ohne Mitgefühl und ohne das Miteinander nicht gesund werden. Wir machen unseren Geist und Körper sauer, sodass die Nahrung vom Magen nicht vernünftig verdaut werden kann und uns nicht ausreichend mit den darin enthaltenen Nährstoffen und feinstofflichen Energien versorgen kann.

Der Magen hat mit fehlender Liebe, also Fremd- und Eigenliebe, zu tun. Kann sich selbst nicht leiden, so projiziert man das Thema „fehlende Selbstliebe" nach außen, anstatt sich dieses Thema einmal anzuschauen. Man sieht beim anderen nur die eigenen, nicht anerkannten Schattenseiten, die man an sich selbst nicht leiden kann. Und auf einmal ist man ständig in Konflikten drin. Das Universum spiegelt ein Thema so lange, bis wir bereit sind, uns diese Themen anzuschauen und auch als Teil unseres Wesens anzuerkennen.

Man ist also ständig auf der „Suche" nach Konflikten, häufig unbewusst. Es wird oft erwähnt, wie bitter das Leben ist. Häufig wird man gezwungen, sich um jemanden zu kümmern, den man nicht mag. Eine Frau muss z. B. ihre Schwiegermutter pflegen, weil es ihr Mann verlangt – obwohl sie mit ihr einen Konflikt hat und sie diese nicht leiden kann. Sie muss schlucken und verdauen, was zu Hause diktiert wird. Zum Schluss fühlt sie sich überlastet und sieht überall nur noch Fehler und übt ständig Kritik.

Magenpatienten sind sehr kopflastig, sie kleben an Regeln, sie zerbrechen sich den Kopf über Probleme und können vor lauter Sorgen oft die ganze Nacht nicht schlafen. Die Erfahrung in unserer Praxis hat gezeigt, dass die Schlaflosigkeit zwischen ein und drei Uhr nachts häufig auch ein Magenthema ist, obwohl die Organuhr die Leber dafür verantwortlich macht. Vielleicht ist die Leber ja auch beleidigt, weil der Magen zu schnell und zu unverantwortlich Gedanken, Ideen und Nahrung in sich hineingestopft hat, ohne auf dessen Verwertbarkeit im Körper und Energiesystem zu achten.

Magenpatienten tun sich häufig schwer mit Psychohygiene. Lassen also unreflektiert alles an sich ran, statt sich im Vorfeld schon mal zu schützen. Hier hat die Praxiserfahrung gezeigt, dass der Magenpatient Geheimnisse in sich trägt, die er sich bisher nie getraut hat zu äußern. Wie zum Beispiel das Thema Missbrauch.

Die quälenden Gedanken lassen sie in der Nacht nicht schlafen. Entweder haben sie zu viel oder zu wenig Mitgefühl für andere und müssen überall helfen – mit der großen Hoffnung, dass über das Helfen all ihre Bedürfnisse erfüllt werden. Der Patient strengt sich an mit der Hoffnung eines Tages alles zurückzubekommen, anstatt seine fehlende Anerkennung und seine Bedürfnisse klar auszusprechen. Die fehlende Liebe könnte in diesem Fall zu einer Bulimie führen. Was an Emotionen fehlt, wird durch Nahrung ersetzt. Der Mensch fühlt sich nicht verstanden und unbeschützt, bekommt nicht, was er an Emotionen braucht, zerfrisst innerlich und wird irgendwann mit einem Ulcus, also einer Läsion der Magenschleimhaut konfrontiert sein.

Krankheiten, die mit Magen zu tun haben, wollen nur ausdrücken, was uns in unserem Leben an emotionaler Nahrung fehlt. Die Selbstliebe und Selbstanerkennung, mal Stolz auf sich sein und für seine Eigenschaften, sich selbst loben und selbst mögen hilft uns im Fluss zu bleiben. Magenpatienten werden von Arthrosen bedroht. Sie strengen sich zwar an, arbeiten viel, sind aber oft in der Starre, da Lebenslust und innere Freude fehlt. Sich selber Zuwendung geben und sich selber ernähren bringt mehr innere Bewegung in die Energiesysteme des Körpers.

Seit dem Frühling 2015 dehnt sich unser Universum immer mehr und immer schneller aus. In den Nachrichten fällt auf, dass sich die Polarität auf der Erde dadurch ausdehnt. Und das ist genau ein Spiegel dessen, was in uns in unserem Inneren passiert. Wir werden durch das Universum selbst gedehnt und können von unseren Schattenseiten nicht mehr wegschauen, aber auch unser Licht besser respektieren. Wir sollten lernen, all unsere Persönlichkeitsanteile zu mögen (Mögen hat mit Magen zu tun!) und unsere Schatten besser respektieren und integrieren.

Körperliche Symptome:
Bulimie, Depression, Manie, kreisende Gedanken, Magenschmerzen und Altersflecken

Unerlöster Magen-Meridian-Typ:
Der unerlöste Typus kann sich und seine eigene Bedürftigkeit nicht wahrnehmen. Er entwickelt sich zum Menschen, der anderen gerne seine „Hilfe" aufdrängt, und dann sehr beleidigt ist, wenn diese nicht angenommen wird. Er entwickelt häufig Zwangsstörungen, die die innere emotionale Leere kompensieren sollen. Er hat Angst vor Veränderungen, und hängt oft an starren Normen und Regeln fest. Er wirkt auf Außenstehende häufig unkonzentriert. Er tut sich schwer damit, sich emotional zu öffnen, und seine Bedürfnisse bei anderen Menschen direkt und ohne Umschweife anzusprechen. Häufig weicht er schwerwiegenden Entscheidungen aus, bis es dann nicht mehr geht, und das Leben oder besser gesagt das Schicksal die Entscheidung für ihn trifft. Er ist also häufig mit Schicksalsschlägen konfrontiert, die für ihn und seine Umgebung oft nicht nachvollziehbar sind und als Willkür des Universums gesehen werden.

Sehr häufig entwickelt dieser Typus eine starke emotionale Abhängigkeit gegenüber anderen Menschen, weil er nie gelernt hat, mit seinen eigenen Emotionen konstruktiv umzugehen, sondern alles Emotionale in den Bereich des Dämonischen und Bösen verbannt hat.

Erlöster Magen-Meridian-Typ:
Der erlöste Typus ist ein Mensch, der gelernt hat, für sich und seine Bedürfnisse einzustehen. Sie wirken oft wie der Fels in der Brandung und können anderen Menschen gut zuhören, sich abgrenzen und aus der Abgrenzung heraus dem Anderen helfen zu sich selbst und seinen Bedürfnissen zu finden.

Rhetorisch sind sie sehr versiert, können sich gut artikulieren und sind in allen Aussagen klare und reflektierte Menschen. Sie haben es gelernt, so lange im Hintergrund zu bleiben, bis Hilfe von außen gefordert wird und nicht Hilfe anzubieten, die man sich eigentlich selbst geben sollte. Da der erlöste Typ seine Bedürfnisse gut einzuschätzen weiß, ist er in Beziehungen fähig, dem Gegenüber genügend Raum für die eigene Entwicklung und des Erlebens der eigenen Bedürfnisse zu geben. Alles in allem ist er ein selbstbestimmter Mensch, der stark und unbeirrbar durchs Leben geht.

Affirmation:
ICH RUHE IN MIR SELBST UND ERKENNE MICH MIT ALLEN
MEINEN BEDÜRFNISSEN UND EIGENSCHAFTEN VOLL UND GANZ AN

Kinesiologie Übung 1:
Magen 1 (siehe Bild) links und rechts mit zwei Fingern klopfen und die Affirmation aussprechen.

Kinesiologie Übung 2:
Halten Sie die unten beschriebenen Anfangs- und Endpunkte so lange, bis Sie ein leichtes Vibrieren in den Fingerspitzen oder eine Wärme wahrnehmen, die von den Punkten ausgeht. Damit können Sie sicher sein, dass die Energie im Meridian auch wieder fließt. Im dem Moment dürfen Ihre Eigenschaften anerkennen und vor allem spüren, wie stolz Sie stolz auf sich selber sein dürfen.

Rezeptur für den Magen-Meridian:
Für den Magen-Meridian nutzen wir die Energie von *Angelica archangelica* und die Energie der Essenz von *Gentiana lutea*. Beide Pflanzen sind wichtige Helferpflanzen im Bereich der Magenstörungen. Energetisch gesehen hilft uns Angelica zu begreifen, warum und weshalb wir in einem bestimmten Familiensystem gelandet sind, und welche Aufgaben sich durch diese Inkarnation ergeben. Durch den Zugang zum Höheren Selbst kann der Mensch lernen, sich mit seinen wahren Bedürfnissen wahrzunehmen und sich nicht im Kontext der Familie oder unerlöster Muster zu spiegeln.

Gentiana verwurzelt uns, wenn wir nicht genügend Halt aus dem Ahnenfeld bekommen, um die Energie des Magen-Meridians aufrecht zu erhalten. Außerdem hilft uns Gentiana nicht in Resonanz mit Familiengeheimnissen zu gehen, deren Entlarvung häufig schwerwiegende Folgen für das weitere Leben hätte. Wir lernen, dass man manche Fässer lieber zulässt, da deren Öffnung für niemanden hier eine positive Energie bereitstellen würde.

Rezeptur Phylak Sachsen GmbH

- Aconitum 1
- Angelica archangelica 1
- STAUC 5
- Gentiana 1
- Belladonna atropa 1

Dosierung:
3 × 1 bis 3 × 7 Tropfen pur nehmen oder einen Tropfen auf den Anfangs- und Endpunkt des Meridians aufbringen. Darüber hinaus kann natürlich das Mittel auch als Spray in der Aura über dem Solarplexus-Chakra angewendet werden.

Milz-Meridian

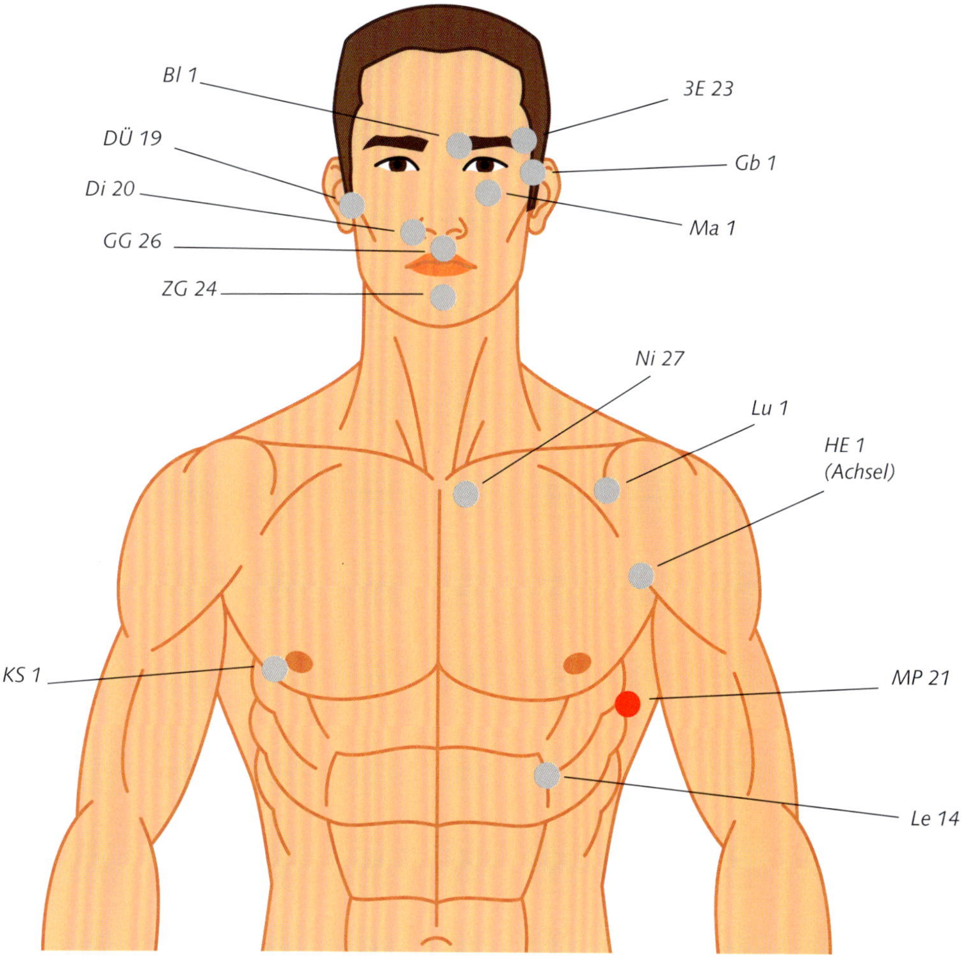

Bl 1
3E 23
DÜ 19
Gb 1
Di 20
Ma 1
GG 26
ZG 24
Ni 27
Lu 1
HE 1
(Achsel)
KS 1
MP 21
Le 14

Bl 67
Gb 44
Ma 45
Le 1
MP 1

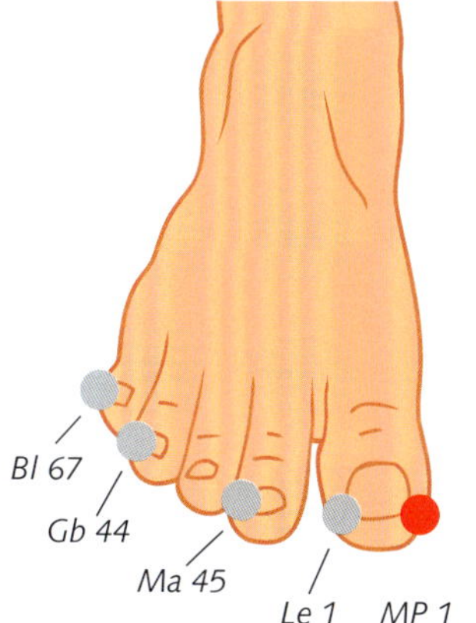

Anfangspunkt (MP 1):
äußere Nagelfalzwinkel der großen Zehe

Endpunkt (MP 21):
unter der Achselhöhe (eine Hand Breit) im 6. Zwischenrippenraum

Meridianverlauf
Milz-Meridian

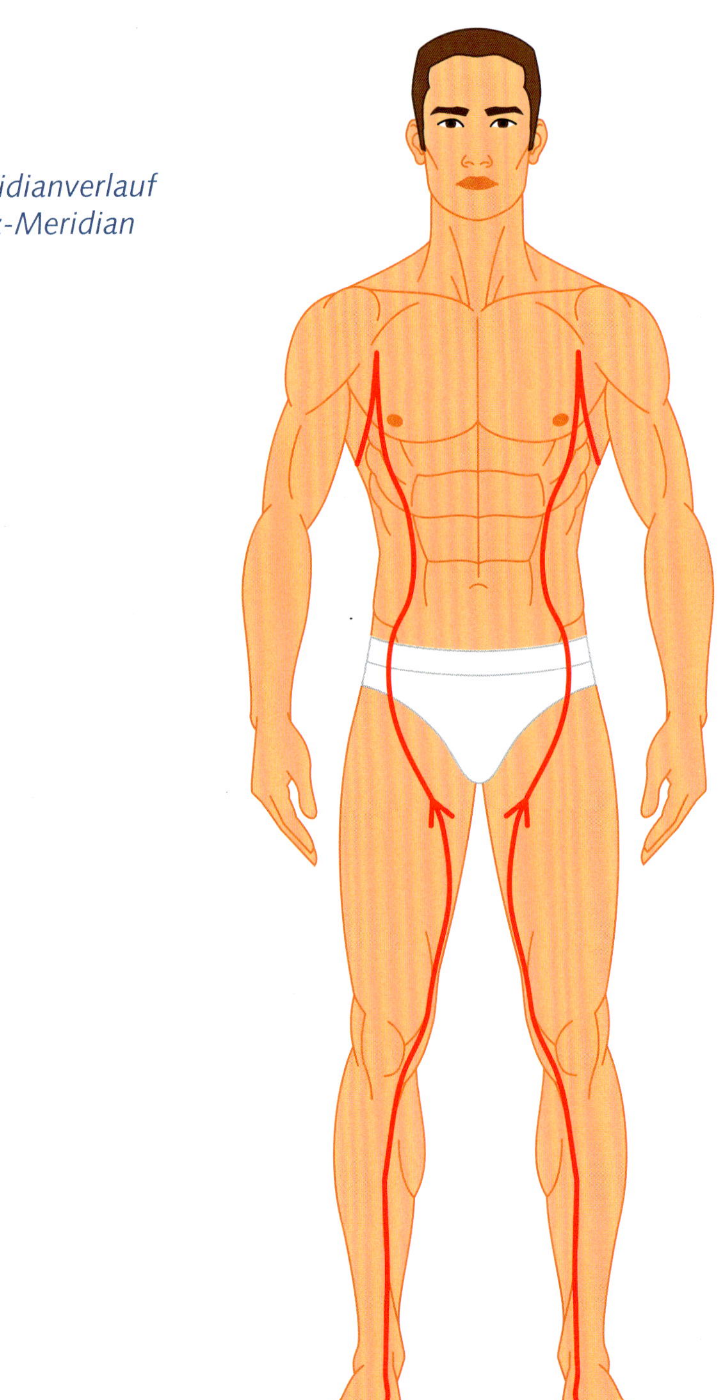

Der Milz-Meridian ist wichtig für die Unterstützung unserer Verdauung. Nach der chinesischen Lehre transportiert der Milz-Meridian die reine energetische Nahrung zur Lunge, um sich mit dem Sauerstoff und vor allem mit dem Leben zu verbinden. In der Milz werden überalterte oder deformierte Blutzellen abgebaut. Die Milz steht in Verbindung mit unserem Blut und symbolisiert unser Familiensystem. Es geht vor allem um unser Familienblut und um mögliche Verstrickungen mit unserem Familiensystem.

Das Blut hatte schon immer einen besonderen Stellenwert in der Geschichte der Menschheit. Es gab und gibt in der Geschichte der Menschheit schon immer Blutrituale, die Menschen zusammenschweißen oder auf eine neue Ebene der Spiritualität und des Miteinanders heben sollen. In der Bibel lesen wir: „Das Blut eines Menschen wird von Gott beansprucht" (1. Mose 9,5) = „denn die Seele ist im Blut und das Blut ist die Seele" (3. Mose 17, 10–14).

Jesus erklärt beim letzten Abendmahl, dass das Blut in Form von Wein uns mit seiner Energie verbindet. Bei den Israeliten im alten Ägypten hat Blut an Tür den Todesengel abgewehrt.

Wir sehen also, dass das Blut viele Informationen enthält, die den ganzen Menschen widerspiegeln. Wir möchten Ihnen in einer Tabelle kurz vorstellen, welche Störungen innerhalb des Blutbildes auf eine systemische Störung hinweisen:

Rote Blutkörperchen	Weiße Blutkörperchen	Blutplättchen
Das Leben, das uns gegeben worden ist, ist symbolisiert durch Sauerstoff. Hier ist die Liebe der Mutter beheimatet. Ein Eisenmangel kann ein Hinweis darauf sein, dass man in Resonanz mit fehlender Mutterliebe ist.	Alles, was keine Ähnlichkeit mit der Identität meiner Familie hat, ist fremd. Außerdem werden hier alle Themen des Vaters in Resonanz gebracht. Der Vater, der sich zu wenig (Leukozyten erniedrigt) oder zu viel um das Kind gekümmert hat (Leukozyten erhöht).	Die Kinder müssen sich um die Eltern und Großeltern kümmern. Am Wochenende ist es Pflicht die Eltern zu besuchen. Man ist Opfer innerhalb eines Familiensystems und muss sich mit seinen Bedürfnissen selbst aufgeben oder zumindest so weit unterordnen bis man keine eigene Energie mehr hat und auf keinen Fall ein Eigenleben führen darf. Man darf sich nicht frei entfalten und muss sich mit seinem gesamten Sein dem Familiensystem unterordnen.

Bei Störungen des Milz-Meridians werden wir daran erinnert, an alten unerlösten Mutter-/Familienthemen, die noch nicht richtig abgearbeitet worden sind, nochmals zu arbeiten.

Man wurde vielleicht nicht geachtet und mit dem wahrgenommen wie man im tiefsten innersten Kern ist. Man hat zwar einen Platz im Familiensystem eingenommen, hat dadurch aber Schuldgefühle, weil man sich nicht würdig fühlt diesen Platz zu besitzen. Dadurch ist man natürlich vom System leicht manipulierbar. Durch Schuldgefühle werden dann Dinge eingefordert, die man unter normalen Umständen nie zu geben bereit wäre. Zum Schluss kann dann noch das Gefühl auftreten, dass man anderen Familienmitgliedern die Luft zum Atmen nimmt.

Auch wenn man vielleicht innerhalb des Familiensystems schwerst traumatisiert wurde, versucht man, das verantwortliche Familienmitglied und vor allem die Mutter zu schonen

- „sie hat doch ihr Bestes gegeben" ,
- „unter diesen Umständen konnte sie ja nicht anders handeln
- „sie ist doch selbst mit schwerer Kindheit aufgewachsen

Man kann hier von einem Täter-Schutz-Programm sprechen, das äußerst hartnäckig und schwer zu hinterfragen ist. Oft wird der entlarvende Therapeut als Übeltäter und Nestbeschmutzer angesehen und wird entsprechend geohrfeigt.

Man rechtfertigt das Verhalten der Familie. Diese Rechtfertigungen dienen häufig dazu, um sich nicht in der Tiefe mit dem Schmerz auseinander setzen zu müssen, der einem durch das Verhalten der Familie angetan wurde. Es war ja alles halb so schlimm. Quasi ein Täterschutzprogramm, damit die eigenen Gefühle nicht so stark werden, weil das Unterbewusstsein meint, diese Gefühle nicht mehr aushalten zu können.

Es geht hier nicht darum, eine Mutter oder ein Familiensystem zu bewerten. Doch muss man diesen Schmerz über die Störungen der Kindheit erst einmal zur vollen Gänze gespürt haben, um ihn dann auch wirklich, vielleicht vergebend und verzeihend, auch wieder vollständig loslassen zu können. Man muss in sein System integrieren, mit Hilfe des Milz-Meridians, dass man auch ein Recht auf Leben und Atmen von Sauerstoff hat, ohne immer das Gefühl zu haben, wenn ich atme, nehme ich meiner Familie dieses Lebenselixier weg.

Man will alles richtig machen und die Familie darf und hat mehr Recht als ich. Die Bedürfnisse werden unterdrückt, damit man Platz für die Familienmitglieder schaffen kann. Man hat Angst zu stören und traut sich nicht seine Meinung zu sagen. Dafür ist nicht genügend Kraft und Sauerstoff vorhanden. Man findet keinen roten Faden im Leben. Wenn man Glück hat, bleibt man gesund, doch wenn man stirbt, bekommt die Familie mehr Sauerstoff zum Atmen.

Erfahrungen aus der Praxis zeigen, dass der Milzpatient oft bei Großeltern oder sogar in einem Waisenhaus aufgewachsen ist. Der Erwachsene versucht mit großer Mühe sich einen Platz in der Welt und in der Gesellschaft zu schaffen. Die eher schwierige Kindheit wird oft schön geredet.

- „Nein, es hat mir nicht viel ausgemacht, von meiner Mutter im Waisenhaus mit zwölf Jahren abgegeben worden zu sein."
- „Ich war ein Schlüsselkind, aber meine Eltern waren neu nach Deutschland gezogen, und mussten sich erst mal um ihre Existenz kümmern."
- „Ich bin bei meinen Großeltern aufgewachsen. Meine Eltern mussten sich um ihr Geschäft kümmern".

CAVE: Es geht hier nicht darum, das Familiensystem ein Leben lang anzuklagen und für das eigene Leben verantwortlich zu machen. Es kann aber auch nicht sein, dass in Aufstellungen ein neues Feld kreiert wird, quasi eine „Heile-Welt-Pseudo-Lösung", bevor der Mensch mit seinen Verletzungen ins Reine gekommen ist. Erst wenn man die Verletzungen noch einmal in einem geschützten Raum spüren konnte, kann man sich in Frieden lösen. Und der Vergebungsprozess, an dessen Ende dann die oben genannten Rechtfertigungen auf ein erlöstes und ausgesöhntes System hinweisen, kann in Frieden abgeschlossen werden. Ansonsten dienen hier eine systemische Therapie oder Lösungen nur dazu, dem Schmerz auszuweichen und die Störung noch tiefer im Unterbewusstsein zu verankern.

Dann kann das Programm wie „du warst ein unerwünschtes Kind und deswegen hast du auch kein Recht auf das Leben" seine Erlösung finden. Nach der Aussöhnung und dem Verzeihen kann der Patient schauen, wo er seine Familie finden möchte. Vielleicht hat dies mit der Herkunftsfamilie nichts mehr zu tun. Erst dann kann der Patient wieder lebendig werden und seine Fröhlichkeit wieder finden.

In Familienaufstellungen kann die gute Kraft der Mutter manchmal nicht integriert werden. Man kann dann mehrere Varianten der Integration wählen:

- Man gibt eine Hausaufgabe mit einem Ritual, wie zum Beispiel Anfangs- und Endpunkte des Milz-Meridians halten, und die Mutter über mehrere Wochen in einem Aussöhnungsprozess zu integrieren.
- Man versucht, die Kraft der Ahnen und vor allem die weibliche Linie zu holen und zu integrieren.
- Oder es wird versucht, sich mit der Kraft der Kosmischen oder Geistigen Mutter zu verbinden.

Durch Unterdrückung der eigenen Bedürfnisse wird unser Geist nicht frei. Der Patient macht sich große Sorgen, vor allem um die Familie, die er selber kreiert hat. Man tut sich schwer konzentriert zu sein und das Gedächtnis wird dauerhaft geschwächt. Alles bleibt irgendwie liegen. Die Flüssigkeiten und Körpersäfte fließen nicht frei. Es ist, als ob man aufgegeben hätte und man wird lethargisch. Das Denken ist überfordert und man dreht sich nur noch im Kreis.

Das Gehirn wirkt wie versteinert und verhindert Klarheit und Stabilität. Man ist gedanklich verstopft. Es ist alles kompliziert und man regt sich ständig wegen Kleinigkeiten auf. Das Zentrum fehlt und die eigenen Kräfte werden unproduktiv in alle Richtungen zerstreut.

Ohne ein Zuhause und ein Zentrum im Leben zu haben ist man orientierungslos und verloren wie das damalige Kind, das emotional unterernährt war. Es ist deshalb extrem wichtig, bei einem gestörten Energiefluss im Milz-Meridian sich ein warmes Zuhause zu schaffen, wo Akzeptanz und Fürsorge herrscht. Sich immer wieder die Grundbedürfnisse seiner Seele anzuschauen, sich zu fragen, was Herz und Seele miteinander vereinen könnte, und sich innerlich selbst mit Hilfe der geistigen Mutter herzlich zu umarmen. Gute und ausbalancierte emotionale Gefühle und Energien des Trostes und der Geborgenheit schaffen eine ausbalancierte Milzenergie.

Der Wille nach Blutreinigung und Ausleitung ist groß, dadurch möchte man bewusst oder unbewusst signalisieren, dass man seine Blutlinie transformieren möchte. Man ist ständig beim Therapeuten, um doch mal wieder eine Ausleitung zu machen, da man innerlich spürt, dass das Blut als Träger aller Informationen die energetischen Informationen aller Familienmitglieder und des gesamten Systems gespeichert in sich trägt.

Familiengeschichte und Geheimnisse sollten ins Licht gehen. Ohne das Blut energetisch oder geistig zu reinigen kommt es zu einem Mangel an Vitalität und man fühlt sich innerlich kalt. Patienten berichten oft von Eiswürfeln in den Beinen oder andere Gliedmaßen, die eiskalt sind.

Die Zeit ist gekommen sich wieder zu zentrieren. Sich anerkennen so wie man ist und sich das Recht auf das Leben geben, da es sonst keiner für uns tut. Sich wieder für das Leben zu begeistern, sich zu motivieren und dynamisieren. Die Milz hat enorm viel Kraft zu geben, wenn man bereit ist, sich Hilfe zu suchen und die Kräfte eines frei fließenden Milz-Meridians in sein Leben zu lassen.

Falls man alleine lebt und ein warmes zu Hause mit Akzeptanz, Fürsorge und Mitgefühl braucht, könnte man hier an eine Lebensgemeinschaft denken. Jedoch wäre es wichtig, die unerlösten Mutterthemen vorher zu behandeln und sich auf eine fröhliche und emotional reiche Zukunft freuen.

In einer solch enormen Auseinandersetzung über Jahrzehnte in Deutschland in Form von Familienaufstellungen mit der eigenen Herkunftsfamilie sehen wir eine Folge: In Zukunft werden neue Lebensformen entstehen, indem man sich Menschen sucht, die die eigenen Bedürfnisse besser spiegeln und auch wertschätzen. Somit können viele Bedürfnisse, die in den Familien nicht gelebt werden konnten und auch für eine Beziehung zu vielfältig und belastend wären, auf einer neuen Ebene des Zusammenlebens gefunden werden.

Körperliche Symptome:
Myome, Zysten, Krampfadern, arthritische Versteifung des Kniegelenks, Fieber, Allergie, Hitzewallungen, Knöchelödem, geschwollene Beine und Atemnot

Unerlöster Milz-Typus:
Der unerlöste Milz-Typus ist ein unsicherer Mensch voller Selbstzweifel. Habe ich auch alles richtig gemacht, scheint eines seiner Lebensmottos zu sein. Er hat keinerlei Vertrauen in die Zukunft. Statt sich um sich selbst zu kümmern, hilft er lieber anderen Menschen, um nicht mit seiner eigenen Hilflosigkeit konfrontiert zu werden. Er verliert sich gerne in Kleinigkeiten und findet oft den roten Faden im Leben nicht. Schlussendlich wird er zum Egozentriker, der nur noch um sich und seine Befindlichkeiten kreist. Er hat also große Ähnlichkeiten mit dem unerlösten Magen-Typus, doch geht es hier nicht um fehlende Selbstliebe, sondern um die tiefsitzende Meinung, dass er mit seinem Leben anderen innerhalb der Familie Lebensenergie klaut.

Erlöster Milz-Typus:
Der erlöste Milz-Typus hat sehr viel Vertrauen in das Leben. Sehr selbstsicher geht er durch das Leben und sieht das Ganze als ein Abenteuer, das ihn in jeder Hinsicht bereichern kann. Voller Enthusiasmus und Engagement geht er alle Themen im Leben an. Er weiß um die Notwendigkeit des inneren „Ja" zum Leben, damit dies voll und ganz gelingen kann. Er wirkt locker und entspannt. Er kann sich gut verwurzeln und schafft sich häufig ein Nest, von dem er aus neugierig das Leben erkunden kann, aber immer im Bewusstsein, wo er letzten Endes wirklich hin gehört. Mit seiner Familie ist er ausgesöhnt, egal wie sich diese darstellt. Es gibt eine gesunde Distanz innerhalb des Familiensystems.

Im Großen und Ganzen handelt es sich um einen positiven Menschen, der aber nicht an der Oberfläche bleibt, sondern um die (Un-)Tiefen des Lebens weiß und wie er konstruktiv damit umgehen kann.

Er kann gut für sich einstehen, da er um seine wahren Bedürfnisse und die Wichtigkeit deren Erfüllung weiß.

Er kann das Notwendige vom Unwichtigem unterscheiden und behält sich durch seine Zurückhaltung in vielen Angelegenheiten sein Energieniveau auf einem hohen Level.

Affirmation:
ICH AKZEPTIERE MICH SO WIE ICH BIN –
ICH BIN GUT SO WIE ICH BIN

Kinesiologie Übung 1:
Milz-Pankres 21 (siehe Bild) links und rechts mit zwei Fingern klopfen und die Affirmation aussprechen.

Kinesiologie Übung 2:
Anfangs- und Endpunkt, links und rechts auf der Körperoberfläche des Milz-Meridians halten. Fühlen Sie während dieser Übung die innere Wärme Ihres Körpers und geben Sie Ihre Milz ein lächeln. Verbinden Sie sich mit Ihrem Schutzengel und vielleicht zusätzlich mit Ihrem Krafttier. Bitten Sie beide geistige Elemente, sich mit Ihrer kosmischen Mutter oder mit der weiblichen Linie Ihrer Familie zu verbinden. Hier auch könnte eine vertraute Person für Sie beide Punkte halten. Fühlen Sie wie eine schützende Decke Sie gerade ummanteln und Trost und Liebe schenkt. Bleiben Sie bei der Übung ein paar Minuten und spüren Sie Schritt für Schritt wie Ihre Zellen Fröhlichkeit und Glücksgefühle wieder ausstrahlen.

Spagyrische Rezeptur für den Milz-Meridian:
Für den Milz-Pankreas-Meridian verwenden wir die Mittel *China* und *Vaccinium myrtillus*. China hilft uns, die Menschen und Situationen im Leben zu entlarven, in denen wir immer wieder ausgebremst werden. Entweder aktiv von außen oder durch eigene in uns schlummernde hemmende Energien, die mit der Außenwelt in Resonanz gehen. Vaccinium hilft uns zusätzlich noch zu erkennen, wo die wirkliche Lebensfreude schlummert oder wo wir uns mit Ersatzbefriedigungen zufrieden geben. Der Mensch bemerkt, dass

innere Sicherheit nur kommen kann, wenn wir uns auf dem richtigen Lebenspfad befinden und von diesem Weg auch immer die Energie kommt, die wir jeweils benötigen, um die Anforderungen des Lebens zu schaffen.

China „durchfeuchtet" die Seele, die das „Ja" zum Leben nähren wird. Nur mit einem klaren „Ja" zum Lebensplan und zum Leben an sich kann eine Inkarnation (= Lebenszyklus) erfolgreich gelebt werden.

Rezeptur Phylak Sachsen GmbH

- Aconitum 1
- China 1
- STAUC 5
- Vaccinium myrtillus 1
- Belladonna atropa 1

Dosierung:
3 × 1 bis 3 × 7 Tropfen tgl. pur nehmen.
Alternativ: Anfangs- und Endpunkte des Meridians reiben.

CAVE: Alkoholkranke Menschen als Kontraindikation für spagyrisch-alkoholische Essenzen zur Einnahme

Wenn eine manifeste Depression vorliegt, kann statt China auch die Pflanze *Thuja occidentalis* verwendet werden. Hier ist schon ein tiefer lebensverneinender Prozess am Laufen, der weit tiefer reicht als bei China.

Lungen-Meridian

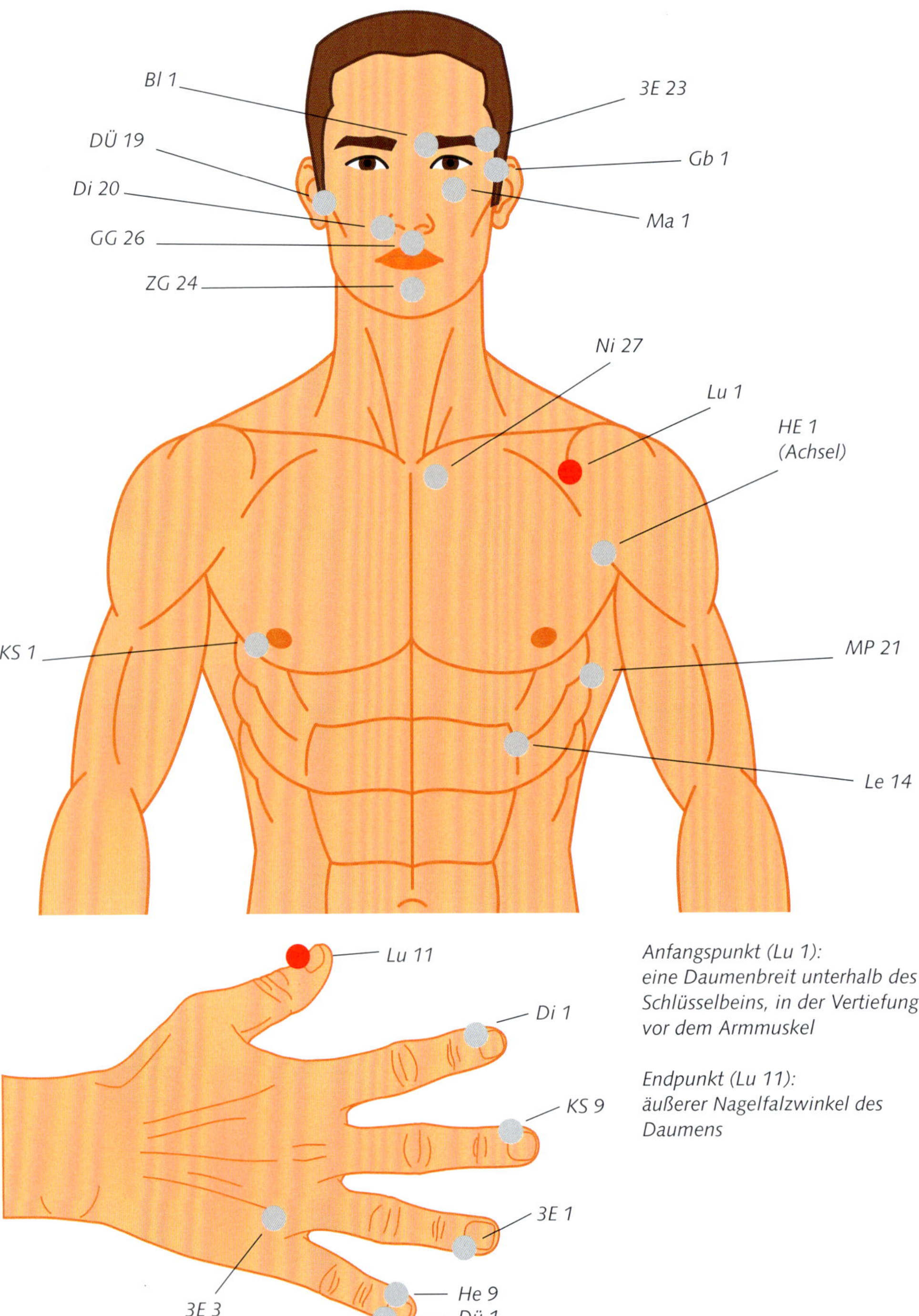

Anfangspunkt (Lu 1):
eine Daumenbreit unterhalb des Schlüsselbeins, in der Vertiefung vor dem Armmuskel

Endpunkt (Lu 11):
äußerer Nagelfalzwinkel des Daumens

Meridianverlauf Lungen-Meridian

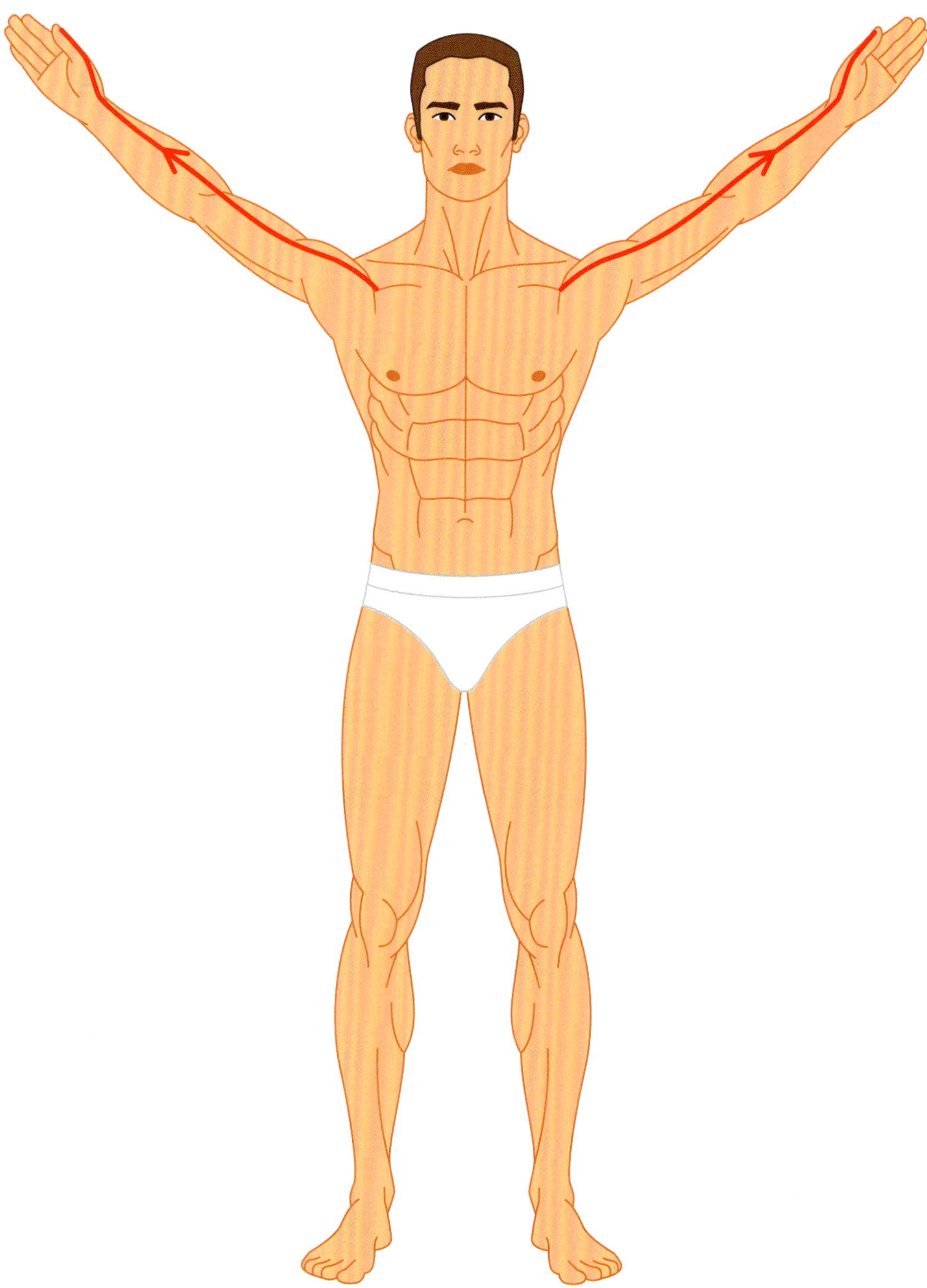

Bewusst oder unbewusst ist der Mensch traurig und versucht seinen Ärger und seine Traurigkeit, an die er nicht hinschauen will, durch aufgesetzte Fröhlichkeit zu maskieren. Die Lungenflügel sind wie Engelsflügel und versuchen ihn vor Verletzungen des Herzens zu schützen. Alles, was im Herzen nicht erlöst ist, kann die Lunge angreifen und von dort, falls es nicht in der Lunge erlöst wird, den Darm stören. Störungen des Darms werden oft mit linearem Denken auf der Ebene des Darmes behandelt und es wird nicht beachtet, dass die eigentliche Störung die nicht erlöste Trauer der Lunge ist. Diese schlägt sich dann auf den Darm, der mit vielschichtigen Störungen reagiert. Eine Behandlung auf der reinen Darmebene bringt in der Regel keinen oder nur vorübergehenden Erfolg, weil aus der Lunge die nicht erlöste Energie weiterhin den Dickdarm-Meridian stört.

Dem Lungen-Typus hat die Vergangenheit gezeigt, wie verletzlich er sein kann und wie weh es tun kann, vom Leben oder von anderen Menschen verletzt zu werden. Häufig hat der Mensch völlig zugemacht und das Leben wird nur noch hinter einer Maske von Schmerz, Trauer und Wut wahrgenommen. Diese Brille des verletzten Menschen bestimmt sein ganzes Weltbild und prägt für die Zukunft sein Schicksal und seinen Charakter.

Die Schmerzen sind da, dürfen aber nicht gezeigt werden und man weiß oft nicht, wie man sie beseitigen könnte. Häufig traut man sich nicht einmal über die Schmerzen zu reden. Das bedeutet in der Regel, dass die Schmerzen ins Unterbewusstsein verdrängt werden und dort ein Eigenleben in Form von Depressionen, Schuldgefühlen und Lebensblockaden führen, die nicht erkannt werden können.

Die Gefühle der Trauer werden unterdrückt und können zur Stagnation im Lungen-Meridian führen. Wenn die Energie blockiert ist, ist oft eine Kurzatmigkeit bei Patient festzustellen. Häufig auch und vor allem sehr stark bei Missbrauchsfällen zu beobachten. Alle psychoemotionalen Momente werden auf der Ebene des Brustbeines als Druck oder einfach als dumpfes Gefühl in der Herzgegend erlebt, was dann häufig zu Herzneurosen führen kann.

Es sind Schauspieler, die die Realität, Erdung und ihren Zugang zum Himmel verloren haben. Man fühlt sich innerlich leer und abgetrennt vom Leben, von der Gesellschaft und von anderen Menschen generell. Oft handelt es sich bei der emotionalen Wahrnehmung um eine nicht gelebte Beziehung zum Vater. Der Vater ist distanziert und emotional abwesend gewesen oder auch vielleicht früh verstorben. Man hatte leider nicht die Gelegenheit, vom Vater inspiriert zu werden und musste alle Dinge, die mit der Yang Energie des Vaters zusammen hängen, alleine lernen. Das bedeutet, man hat nie gelernt mit Autoritäten wirklich umzugehen, und man entwickelt häufig einen hündischen Kadavergehorsam, der nach oben buckeln und nach unten treten muss, um sich scheinbar verteidigen zu können.

Oder vielleicht war der Vater zu leistungsorientiert und das Kind musste im jungen Alter Perfektionismus lernen, um vom Vater anerkannt zu werden.

Wir haben uns entschieden auf der Erde zu leben, um eine irdische Erfahrung zu machen. Bei der Lunge geht es darum, seine Inkarnation anzunehmen und die irdischen Eltern zu akzeptieren, so wie sie sind oder so wie sie waren. Die irdischen Eltern sind keine Götter, sondern normale Menschen wie wir alle mit ihren Schwächen und Stärken.

Der Mensch mit mangelnder Lungenenergie ist auf der Suche nach Anerkennung, tut sich aber mit Komplimenten, die von außen kommen sehr schwer. Er hat einen tiefen Mangel an Selbstwertgefühl und kann sich nicht respektieren. Häufig mag sich dieser Mensch nicht einmal. Es ist immer zu wenig (Mangel) da: zu wenig Luft, zu wenig Geld, zu wenig Respekt von Eltern, Geschwistern, Freunden oder Arbeitgeber da. Das Gefühl des Nie-Genügens wird vom nicht erlösten Innen nach außen projiziert.

Der Patient, der mit stagnierendem Lungen-Meridian in die Praxis kommt, ist starr, trocken, rigid, zwanghaft und überempfindlich. Er wäre so gerne spontan, lebendig und leidenschaftlich, versteht aber nicht, was ihn davon abhält. Er hat sein Vertrauen in die Zukunft verloren. Das Leben macht plötzlich keinen Sinn mehr und man fühlt sich resigniert und sogar bedroht. Man macht zu und die Luft kann kaum geatmet werden. Die Lebensenergie kann nicht eingeatmet werden und das Alte und Unerlöste, was uns davon abhält glücklich zu werden, kann nicht ausgeatmet werden.

Wenn Trauer sich in einem Menschen ansammelt und zur Stagnation im Lungen-Meridian führt, fühlt sich der Mensch unrein und bedrohlich schwer. Deshalb ist es in der Therapie extrem wichtig, die stagnierten Gefühle auszuscheiden und damit Platz für das Neue und Leichte im Leben zu schaffen. Die unterdrückten Tränen dürfen nun endlich frei fließen.

Tränen bringen die Feuchtigkeit, die man für seine energetische Reinigung braucht. Weinen tut uns gut und befreit uns von traurigen Gefühlen, auch wenn man im Moment keine Alternativen für seinen jetzigen Zustand sieht.

Der Mensch darf sich von seiner Starre und von seinem Perfektionismus befreien. Er braucht Wärme, Gesellschaft, Hobbies, Freude und Begeisterung. Die Wärme hilft ihm, sich neu erschaffen zu können und gibt ihm Hoffnung für eine Zukunft, die er ab jetzt selber kreieren kann. Zusätzlich hilft das neue Qi der Lunge die Abwehrenergie wieder zu kräftigen.

Es ist eine neue Bewegung und eine neue Ordnung, die der Mensch schaffen darf. Man darf sich schützen, lässt aber die Luft und den Sauerstoff des Lebens reinkommen. Man fühlt sich wie neu geboren und freut sich auf das Leben und neue Erfahrungen, die unsere Seele sich seit unserer Geburt immer gewünscht hat. Man erlebt das Leben wieder froh und heiter und kann jeden Tag aufs Neue „Ja" zum Leben sagen – egal was außenrum passiert. Das Leben wird wieder als Abenteuer der Seele erlebt, die jeden Tag Abenteuer erleben, im Regen lachen und bei Sonnenschein weinen möchte.

Körperliche Symptome:
Müdigkeit, Atemnot, Atemwegerkrankungen, Allergien, Kälteempfindlichkeit, chronische Bronchitis, Depression und schwachem Immunsystem

Unerlöster Lungen-Typus:
Der unerlöste Lungen-Typus ist sehr anfällig. Die chinesische Medizin beschreibt den Lungen-Meridian als den zartesten und sanftesten aller Meridianenergien. Wenn hier das Qi gestört ist, fehlt es an Abgrenzung und der Möglichkeit, sich vom Gegenüber zu schützen. Häufig gerät man dann in die Abhängigkeit, was sich im spirituellen Bereich oft als „Gurugläubigkeit" oder hängen an äußeren Formen statt spirituellen Inhalten zeigt. Der Mensch wirkt in jeder Hinsicht unausbalanciert und neigt zu starren und abgehackten, linkischen Bewegungen. Dies setzt sich sogar in seine Psyche und sein Reden fort, wo er häufig uncharmant und hart beim Gegenüber ankommt.

Auffällig ist, dass der unerlöste Typus auf körperlicher und materieller Ebene sehr schwer loslassen kann. Alles, was der Körper „angehäuft" hat, in Form von Zysten, Myomen und Tumoren kann der Körper nur sehr schwer loswerden. Hier auf der Ebene des Lungen-Meridians zeigt sich die Wichtigkeit vom guten und konstruktiven Umgang mit Emotionen bei schwerwiegenden Grunderkrankungen.

Er wirkt oft starr, hat zwanghafte Verhaltensmuster, weil ihm die „Luft" für das Leben fehlt, und neigt zu rigiden Verhaltensmustern, die ihm und seiner Umwelt das Leben sehr schwer machen. Er ist häufig sehr verschlossen, kann seine Gefühle nicht wahrnehmen, geschweige denn ausdrücken und hat eine Art, auf der einen Seite rücksichtslos, auf der anderen gutgläubig und mit mangelnder Durchsetzungskraft ausgestattet sein.

Erlöster Lungen-Typus:
Der erlöste Lungen-Typus kann leicht loslassen. Da die Lunge zum Herbst als Jahreszeit gehört, hat dieser Mensch genügend Reife erlangt, um das Leben und seine Gegebenheiten aus einer meist positiven Rückschau zu erleben. Er kann in der Regel gut loslassen. Altes wird verabschiedet und hindert ihn nicht daran, sich dem Neuen zuzuwenden. Er hat eine gute Anbindung nach oben und lebt eine gesunde und geerdete Spiritualität. Auch die Abgrenzung gegen von außen kommende Einflüsse ist kein Problem. Er kann sich abgrenzen ohne völlig dichtzumachen. Nähe und Distanzwahrung sind für ihn kein Problem. Er weiß um die Notwendigkeit genügend Lebensenergie in Form von Sauerstoff in sein Leben zu lassen, was er häufig mit sportlichen Aktivitäten macht.

Wir erleben ihn als inspirierten und liebevollen Menschen, der mit seiner Verletzlichkeit auf eine konstruktive Art und Weise umgehen kann. Es ist ein spontaner, individualistisch denkender Mensch, der sich täglich vom Leben neu inspirieren lässt.

Affirmation:
ICH BIN DEMÜTIG UND SAGE JA ZUM LEBEN

Kinesiologie Übung 1:
Lunge 11 (siehe Abbildung) links und rechts mit einem Fingern klopfen und die Affirmation aussprechen.

Kinesiologie Übung 2:
Anfangs- und Endpunkt, links und rechts auf der Körperoberfläche des Lungen-Meridians halten. Wichtig ist hier, bei der Übung tief ein und auszuatmen. Denken Sie daran bei der Übung Sonnenstrahlen einzuatmen und die Schmerzen der Vergangenheit auszuatmen. Vielleicht kann jemand, dem Sie vertrauen, diese Punkte wie auf der Abbildung gezeigt halten. Der Raum für diese Übung sollte gut gewärmt sein und Sie sollten sich wohlfühlen. Lassen Sie die Tränen der Vergangenheit fließen und verabschieden Sie sich endlich von ihren Lasten. Alles darf sanft und liebevoll geschehen.

Pflanzen für den Lungen-Meridian:
Für den Lungen-Meridian verwenden wir die Pflanzen *Thymus vulgaris* und *Convallaria majalis*. Bereits in der Kindheit wird uns die Fähigkeit zum tiefen emotionalen Wahrnehmen abgesprochen und mit Sprüchen wie „Ein Indianer weint doch nicht." oder „Es

wird schon wieder." zugedeckelt. Wir lernen also nicht, dass Trauer genau so zum Leben gehört wie die Freude und beide parallel nebeneinander als Spiegelung des anderen in uns sein dürfen.

Convallaria hilft uns, den Druck von der Seele zu nehmen und wieder tief und frei das Leben atmen dürfen. Convallaria ist die Energie des Frühlings, die wieder Hoffnung für unser Leben schenkt und die in ausweglosen Situationen mit ihrer frühlingshaften Freude zur Seite steht und die Seele von den Machenschaften des Egos frei macht, das uns das Leben als ernst und ausweglos darstellen möchte.

Thymus erlöst die Trauer in uns, die durch nicht erlöste Kindheitsmuster in unseren Zellen eingespeichert ist.

Rezeptur Phylak Sachsen GmbH

- Aconitum napellus 1
- Thymus vulgaris 1
- STAUC 5
- Convallaria majalis 1
- Belladonna atropa 1

Dosierung:
3 × 1 bis 3 × 7 Tropfen tgl. am besten pur einnehmen. Zusätzlich erfolgt die Anwendung als Einreibung auf den Anfangs- und Endpunkten des Magen-Meridians.

CAVE: Alkoholkranke Menschen als Kontraindikation für spagyrisch-alkoholische Essenzen zur Einnahme

Für den Lungenmeridian können Sie alternativ folgende Pflanzen anstelle von Thymus verwenden:

Drosera, wenn der Mensch die Trauer und den Zorn gegen sich wendet.

Ephedra, wenn der Mensch durch seine scheinbar ausweglose Lebenssituation immer in einem bestimmten Grundstressmodus zu sein scheint. Dies äußert sich häufig in Kurzatmigkeit und nicht tief Durchatmen können.

Dickdarm-Meridian

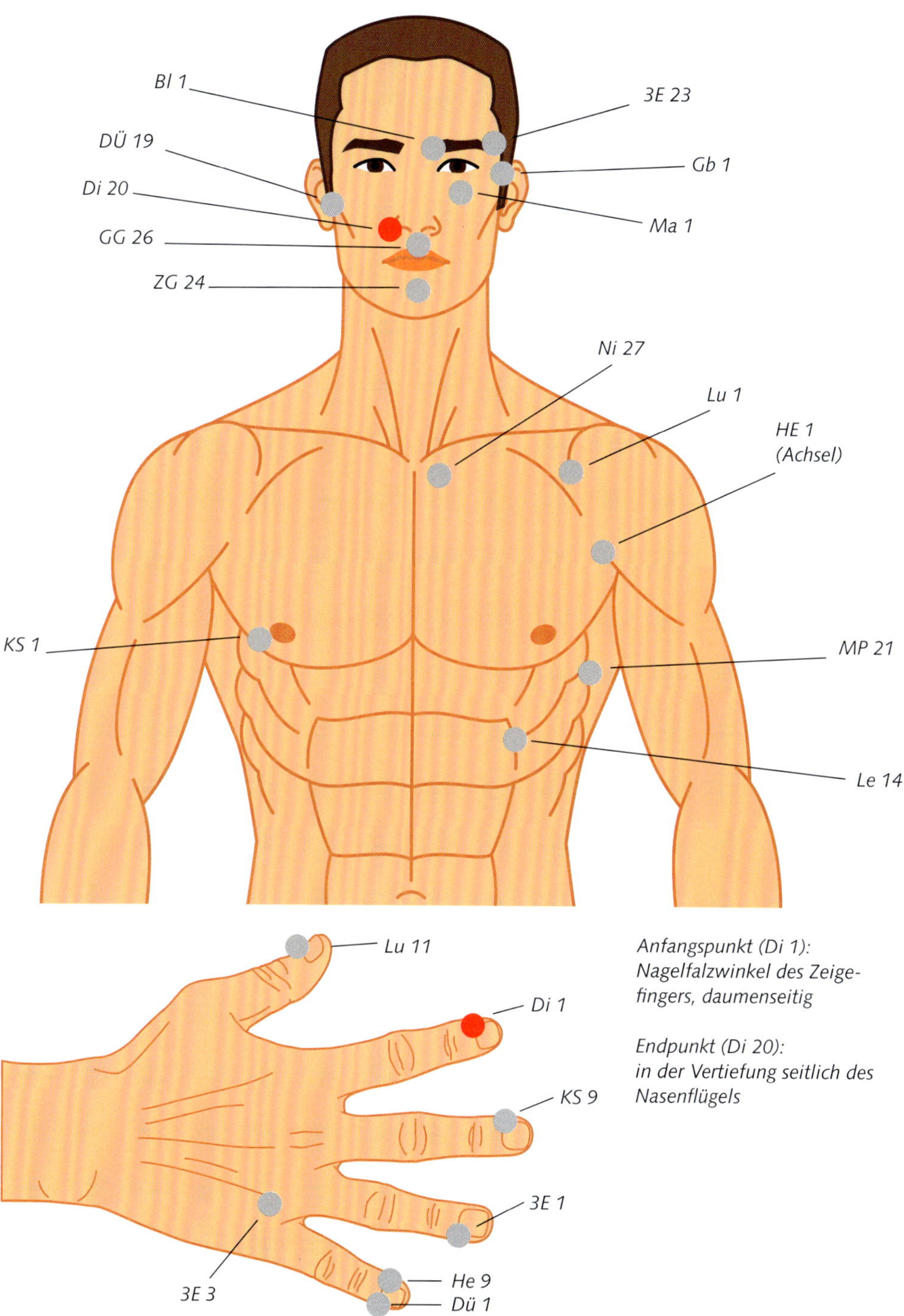

Anfangspunkt (Di 1):
Nagelfalzwinkel des Zeigefingers, daumenseitig

Endpunkt (Di 20):
in der Vertiefung seitlich des Nasenflügels

Meridianverlauf
Dickdarm-Meridian

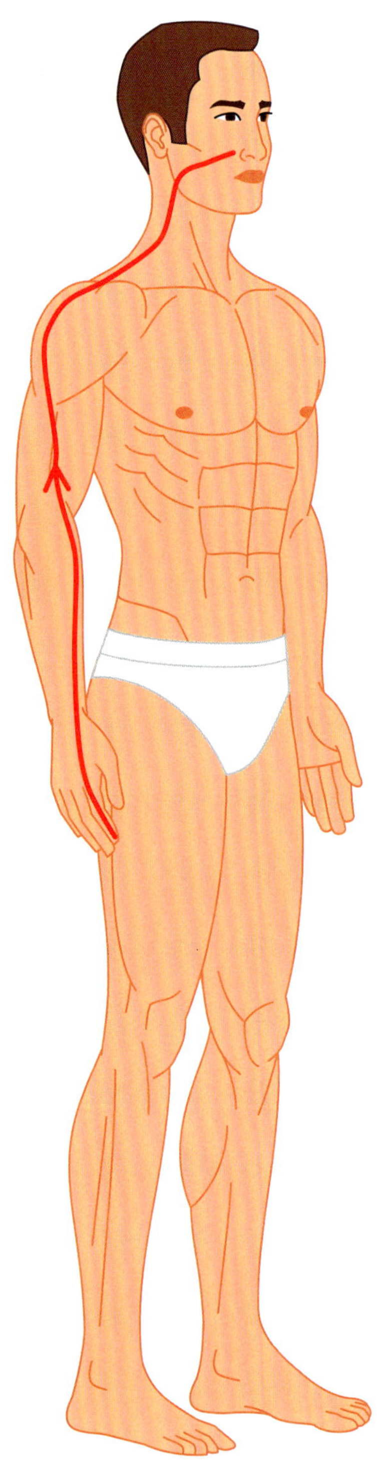

Der Dickdarm trägt 60 bis 70 Prozent unseres Immunsystems. Das Immunsystem ist wichtig, um fremde Energien in Form von Erregern, Parasiten, Viren und Bakterien, die von außen in uns eindringen möchten, vom Körper fernzuhalten. Wir schaffen es also nicht, uns bei Störungen des Dickdarm Meridians abzugrenzen und Energien, die nicht mit uns in Einklang sind, von uns fernzuhalten. Auch fehlt es an Intuition, welche Energien wir meiden sollten, da sie für uns in keinster Weise zu „verdauen" sind. Wir können auch bei Menschen nicht unterscheiden, wer „Freund" oder „Feind" ist.

Häufig ist dies in familiären Strukturen ein großes Problem. Menschen, die uns sehr nahe sind, werden von uns durch einen bestimmten Filter wahrgenommen. Dieser Filter heißt dann Mutter, Vater, Großmutter oder Geschwister. Durch Erziehung und gesellschaftliche Prägung assoziieren wir damit bestimmte Eigenschaften oder Emotionen und trauen uns nicht unsere familiären Beziehungen zu hinterfragen.

Der Darm meldet sich dann in Form von verschiedensten Störungen wie Nahrungsmittelallergien (das, was wir zu uns nehmen, nährt uns nicht, sondern löst im Körper Abwehr aus) oder sonstigen multiplen Darmstörungen. Wir begreifen nicht, dass unser Körper längst erkannt hat, dass die Beziehungen nicht stimmig sind und die Trauer darüber (aus der Lunge) nachhaltig unseren Dickdarm belastet. Deshalb gibt es in der psychosomatischen Medizin die Regel, dass Störungen des Verdauungstraktes familiäre Störungen, oft in Form von nicht ausgesprochenen Themen sind, die wir nicht verdauen können.

Dies zieht sich dann natürlich auch in den Freundeskreis und bei den Arbeitskollegen etc. fort, da wir nie begreifen, dass uns bestimmte Menschen einfach nicht gut tun und Gift für uns sind. Das Muster, das wir aus der Familie übernommen haben, lässt uns aber häufig genau diese für uns nicht passenden Menschen suchen. In der Praxis stellen wir immer wieder fest, dass diese Menschen die phänomenale Eigenschaft besitzen, gerade mit Menschen in Kontakt sein zu wollen, die reines Gift für sie sind.

Oft hat der Patient seinen Platz in seinem Familiensystem nicht gefunden. Er hat sich in der Kindheit nicht zu Hause gefühlt, fühlte sich fremd und getrennt. Das Gefühl zu haben, in der Vergangenheit verlassen worden zu sein und auch jetzt seinen Platz im Leben nicht finden zu können, könnte hier mit dem Dickdarm zu tun haben.

Insbesondere Mutterthemen, die noch nicht angeschaut worden sind. Wenn man mit dem Dickdarm-Meridian arbeitet, passiert es häufig, dass der Patient spontan lernt, sich in Bezug auf seine Herkunftsfamilie zu positionieren und sich mit dieser auszusöhnen. Manchmal kommt es sogar vor, dass das Nicht-Einnehmen-Können oder -Dürfen eines Platzes in einem Familiensystem als „Platz" akzeptiert wird. Die Mutter und der Vater werden nicht mehr als Menschen gesehen, sondern als Götter mit all ihren Fehlern und Schwächen und über diese Wahrnehmung ist oft eine tiefe Aussöhnung möglich.

Manchmal kommt es vor, dass sich ein Geburtstrauma zeigt, das im Unterbewusstsein fest gespeichert und noch nicht abgearbeitet worden ist. Die Arbeit am und mit dem Meridian löst dann oft dieses Geburtstrauma noch einmal aus, was dem Patienten hilft, sich davon zu verabschieden. Man erlebt emotional die Geburt noch einmal im Darm nach – oft in Form von uralten Kotresten, die sich dann endlich verabschieden dürfen. Die Menschen, die dies erleben, beschreiben es häufig als „wehenartige" Schmerzen (wie beim Durchgang durch den Geburtskanal) im Darm, mit dem sie dann endlich einmal so richtig loslassen konnten.

Die Dickdarm-Energie unterstützt die Lungen, um Abfallstoffe auszuscheiden. Alte Muster und Verhaltensweisen abzugeben, das ist die zentrale Aufgabe des Dickdarm-Meridians.

Festhalten an seiner Vergangenheit blockiert nur und vergiftet den Menschen. Egal, was Sie denken, das Gehirn gibt ihnen immer Recht. Dieser Spruch aus der Gehirnforschung trifft auch auf den Dickdarmmenschen zu. Dieser Mensch muss lernen, das Leben von einer anderen Seite als bisher wahrgenommen zu sehen, um sich endlich von alten und quälenden Mustern endgültig zu verabschieden. Alles, was wir hier auf Erde erlebt haben, sind bisher nur Erfahrungen gewesen. Diese sind weder gut noch schlecht, sondern einfach nur Erfahrungen.

Und unser Gehirn hilft uns dabei diese Erfahrungen zu sortieren und nicht mehr mit dem Spiegel der Muster wahrzunehmen, sondern neu und befreit zu denken. Menschen, die im Darm-Meridian mal so richtig loslassen konnten, erzählen oft, dass dies mit einem erweiterten Bewusstsein belohnt wurde. Sie können klarer denken. Tun sich leichter, auf ihre Intuition zu hören und schaffen es mühelos, das Leben von einer ganz neuen Seite zu betrachten.

Der Dickdarmpatient kommt häufig in die Praxis mit Themen, wie: „meine Mutter ist unfair gewesen", „andere waren in der Familie wichtiger als ich", „mein/e Mutter/Vater hat mich nie wertgeschätzt". Er fühlt sich von seiner Familie demotiviert, wurde klein gemacht und hält noch an diesen Verletzungen fest. Er bewertet seine Vergangenheit bzw. seine Kindheit als schlecht und unfair.

Seine Körperhaltung zeigt sehr oft eine Bewegung nach hinten. Er zeigt körperlich wie psychisch ein blockiertes Bild. Das Gangmuster ist starr wie eingerostet. Bei emotionalen

Themen geht er sofort auf Gegenwehr. Man merkt, dass keine Bereitschaft da ist, sich mit Emotionen zu beschäftigen, die sogar als bedrohlich erachtet werden.

Seine Kommunikation ist nicht echt und auf Distanz. Der Mut, auszusprechen was blockiert oder belastet, fehlt. Man traut sich nicht, das, was uns „schmutzig macht", auszusprechen. Es fehlt die emotionale Tiefe, die einen Menschen und das Gesprochene greifbar machen. Das Gespräch bleibt oberflächlich und hat immer den Charakter von „Small Talk".

Wenn man nicht loslassen kann, kann auch kein Raum für das Neue geschaffen werden. Menschen, die lange Trauern und Traumata der Vergangenheit nicht loslassen können, werden arrogant. Insbesondere Männer, die dann die nicht gelebte Trauer in Kreativität und Erfolg umsetzen und somit immer weiter von ihren eigentlich störenden Themen entfernt sind. Der Darm mit seinen Beschwerden macht uns aber immer wieder darauf aufmerksam, dass etwas nicht stimmt, egal wie toll das Leben nach Außen auch ausschauen mag.

Durch Geld und Materialismus wird versucht, ein „sauberes" Bild zu schaffen. Natürlich nur eine Illusion und durch den Stolz auf das Geleistete und Geschaffene isoliert man sich immer weiter von sich und seinen nicht gelebten Emotionen. Häufig erleben diese Menschen Lebenskrisen als extrem und niederschmetternd. In ein scheinbar perfekt funktionierendes Leben kommt eine tiefe Depression und Sinnlosigkeit dem Leben gegenüber. Der Patient kennt nur Pflicht und Gerechtigkeit und kann Freude und vor allem Liebe nicht in seinem Leben manifestieren. Dafür gibt es keinen leeren Raum und die Seele antwortet mit tiefem Schmerz über dieses nicht gelebte Leben.

In der Therapie ist es besonders wichtig, Retraumatisierungen zu vermeiden. Es müssen die Emotionen zum Fließen gebracht werden, um nicht endlos im Gehirn wiedergekäut werden. Der Mensch muss lernen Emotionen wahrzunehmen und zu fühlen und nicht endlos darüber zu reden.

Damit kann dann auch die „geistige und emotionale Verstopfung" geheilt werden.

Es ist keine Bewegung im System. Der Patient hat körperlich oft Schulter-Arm-Beschwerden. Er ist schnell im Schulter und Nackenbereich verspannt. Die Körperflüssigkeit ist verhindert frei zu fließen und dies könnte sogar zur Wasserablagerungen führen. Lebensrhythmen fehlen, vor allem die Balance zwischen Ruhe und Bewegung.

Oft haben Patienten Schwierigkeiten, Altes und längst Überholtes loszulassen, weil sie das Gefühl haben, dass ihnen etwas fehlen wird. Die Leere ist aber ein wichtiger Prozess, damit die Lebensenergie durch das Loslassen wieder fließen darf. Und nur die Leere kann gefüllt werden. Wenn Ihr Gehirn voller Ideen, Ihr Leben voller Aktivitäten ist, wie soll das Leben dann noch fließen können. Nur die Leere kann gefüllt werden.

Folgende Fragen können z.B. während einer Sitzung gestellt werden:
Was wird Ihnen fehlen, wenn sie sich von alten Mustern trennen?
Warum haben Sie Angst vor der Leere?
Welche Verlustängste haben Sie, und woher könnten diese kommen?

Das Neue kann nur kommen, wenn Vakuum und Platz geschaffen wurde. Sich auf diesem Prozess einzulassen verlangt Mut, da es vielleicht mit Gefühlen, derer man sich schämt, zu tun hat. Was grob und unrein ist, darf endlich ausgesprochen werden, sodass feinstoffliche und klare Energien aufgenommen werden können.

Loslassen heißt, in einem leeren Raum einzutreten und dort mit sich konfrontiert zu sein.

Es kann sein, dass Patienten von Träumen erzählen, in denen Zähne ausfallen. Oft hat es mit Dickdarm zu tun und das Unterbewusstsein macht uns aufmerksam, dass man Lebenshunger hat und wieder Biss bekommen möchte.

Körperliche Symptome:
oft erkältet, Nebenhöhlenentzündungen, Migräne, Verstopfung, Durchfall, Schulter-/Nacken Verspannungen, Pigmentflecken und Störung im Kehlkopfbereich

Unerlöster Dickdarm-Typus:
Der unerlöste Typus hängt an Statussymbolen und materiellen Dingen, die ihm Halt und Sicherheit im Leben bieten. Er hat einen Hang zum Luxus, ohne den er nicht auszukommen scheint. Das Leben soll leicht und mühelos sein, und Konflikte und heikle Themen werden unter allen Umständen gemieden. Oft ist er in seinem Denken und Handeln sehr zwanghaft. Immer die gleichen Dinge zur gleichen Zeit. Urlaub immer am gleichen Ort. Das Leben muss sich seinen Zwängen und Regeln unterwerfen. Sie sind schnell gekränkt, und können mit Kritik in keinster Weise umgehen. Oft haben Sie das Gefühl, tief im Inneren verschmutzt und unrein zu sein. Und haben deshalb einen extremen Putzfimmel und Sauberkeitswahn.

Erlöster Dickdarm-Typus:
Der erlöste Dickdarmmensch kann gut loslassen. Materielle Dinge sind ihm nur insofern wichtig, als er sie zu nutzen weiß, und die Wertschätzung über den materiellen Nutzen nicht hinausgeht. Die Dinge gehören ihm, und nicht er gehört den Dingen, wie es heute so häufig der Fall ist. Er hängt sein Herz nicht an Dinge, da er um die Vergänglichkeit alles Materiellen weiß. Er ist im Einklang mit sich und seinen wahren Bedürfnissen, die er artikulieren und für sich einfordern kann, auch und gerade innerhalb der Familie und Beziehungen. Er kann gut mit Kritik umgehen und nutzt diese auf eine konstruktive Art und Weise, um sich von einem neuen Aspekt zu betrachten und neu zu bewerten. Konflikte gehören zum Leben und heile Welt zu spielen bringt niemanden weiter. Dies hat er zutiefst in sein Leben integriert. Er wird also keine faulen Kompromisse um des lieben Friedens willen machen. Und auch sonst ein selbstbestimmtes Leben führen.

Affirmation:
ICH LASSE DAS ALTE LOS UND LIEBE MICH SELBST

Kinesiologie Übung 1:
Dickdarm 20 (siehe Abbildung) links und rechts mit einem Finger klopfen und die Affirmation aussprechen.

Kinesiologie Übung 2:
Anfangs- und Endpunkt, links und rechts auf der Körperoberfläche des Dickdarm-Meridians halten. Während dieser Übung dürfen Sie alles aussprechen was in Ihrem Leben sich als schmutzig und unrein anfühlt. Sie dürfen das aussprechen, wofür Sie sich bisher geschämt haben. Unangenehme Situationen werden klar angesprochen, und durch dieses Aussprechen können diese Emotionen Ihren Körper für immer und ewig verlassen. Atmen Sie die reine Luft ein, die ab jetzt Ihre ganzen Zellen reinigen darf und aus Ihnen einen freien Mensch macht.

Pflanzen für den Dickdarm-Meridian:
Die beiden *Artemisia*-Pflanzen sind wichtige Helfer in der Geburtshilfe. Sie helfen dem neuen Wesen im Mutterleib, mit einem vollständigen JA zu diesem Leben ihren Platz im Leib der Mutter aufzugeben und sich in das Leben im wahrsten Sinne des Wortes zu stürzen. Artemisia hilft, diese unerlösten Aspekte einer Geburt und einer Inkarnation vorzubereiten. Wir werden neugierig auf das, was uns da erwartet und lernen, das Leben

trotz seiner ganzen Unsicherheiten zu begleiten. Artemisia sagt uns, wie dem Kind im Mutterleib, wann es Zeit ist, den geborgenen und sicheren Ort zu verlassen, um eine neue und wichtige Erfahrung im Leben zu machen. Auch wenn diese Erfahrung sehr stark mit Loslassen zusammenhängt.

Das Vulgäre, das sich immer wieder gerne im Leben einnistet, kann nun in einem transformativen Prozess auf eine neue Ebene gebracht werden, auf der das sich Lösen von Dingen und Materie auch Sinn macht.

Rezeptur Phylak Sachsen GmbH

- Aconitum napellus 1
- Artemisia vulgaris 1
- STAUC 5
- Artemisia absinthium 1
- Belladonna atropa 1

Dosierung:
3 x 1 bis 3 x 7 Tropfen tgl. am besten pur einnehmen. Zusätzlich erfolgt die Anwendung als Einreibung auf den Anfangs- und Endpunkten des Dickdarm-Meridians.

CAVE: Alkoholkranke Menschen als Kontraindikation für spagyrisch-alkoholische Essenzen zur Einnahme

Statt der beiden Artemisia Pflanzen kann auch *Mandragora officinale* und an zweiter Stelle *Malva silvestris* verwendet werden, wenn das Nichtloslassenkönnen auf verschiedenen Ebenen, also sowohl körperlich in Form von Messietum oder geistig-seelisch im Vordergrund stehen.

Nieren-Meridian

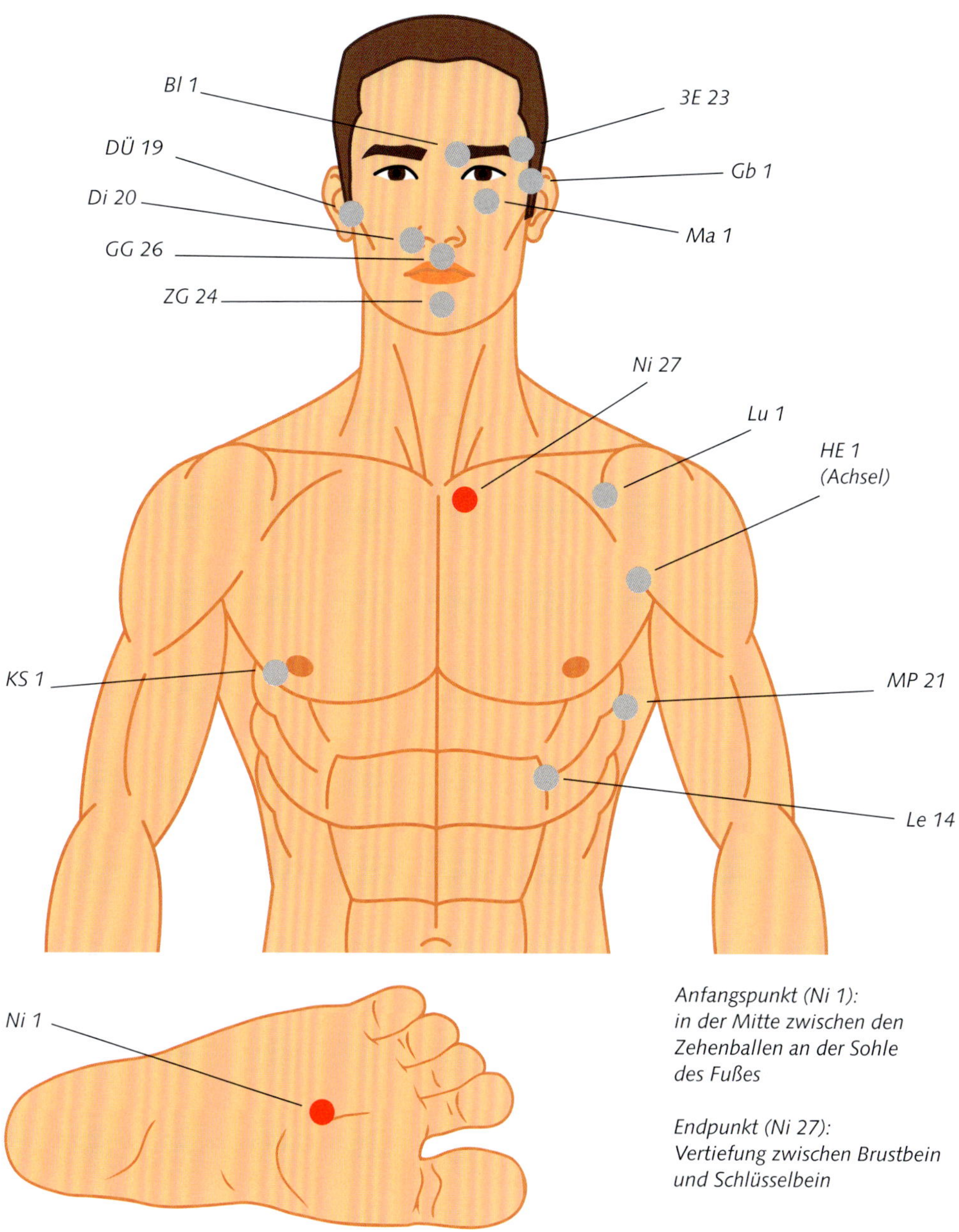

Anfangspunkt (Ni 1):
in der Mitte zwischen den Zehenballen an der Sohle des Fußes

Endpunkt (Ni 27):
Vertiefung zwischen Brustbein und Schlüsselbein

Meridianverlauf
Nieren-Meridian

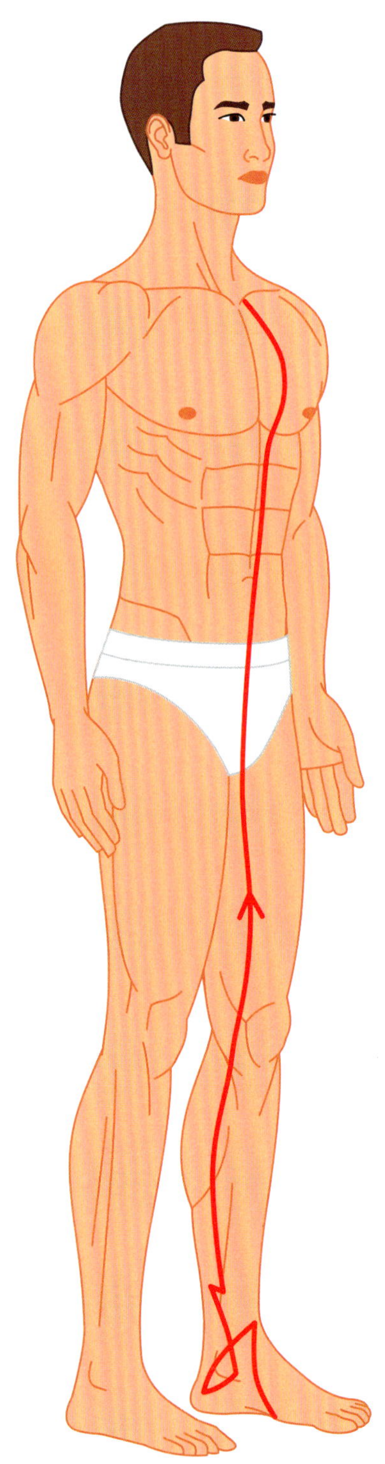

Die Nieren sind für den Wasserhaushalt des Körpers verantwortlich. Giftige Substanzen werden über die Nieren gefiltert und ausgeschieden. Wasser steht auch für Emotionen. Die Niere ist also dafür zuständig die Emotionen, die für uns nicht passen und uns belasten, möglichst schnell aus unserem System wieder auszuscheiden. Wenn die Nierenenergie in den Meridianen nicht frei fließen kann, werden Emotionen nicht richtig verarbeitet und führen eventuell als traumatisiert-traumatisierende Anteile im Gehirn ein Eigenleben.

Der Nieren-Meridian kontrolliert die Sekretion von Hormonen und reguliert Stress und Anspannungen. Die Sexualenergie wird hier stark beeinflusst. Entweder haben die sexuellen Bedürfnisse des Menschen zu viel oder zu wenig Energien.

Die Nieren sind als Wurzel des Lebens zu sehen und erzeugen die Fortpflanzungsenergie. Sie stellen ein energetisches Kraftwerk dar, von dem aus die ganze Lebensenergie generiert und gesteuert wird. Diese Lebensenergie wurde uns bei der Geburt geschenkt. Dieses geerbte Energiekonto begleitet uns ein Leben lang. Wichtig ist mit unserem Konto vorsichtig im Alltag umzugehen und rechtzeitig auf den Körper zu hören, wenn er sich regenerieren möchte. Wenn das Konto vorzeitig verbraucht wird, entstehen Ängste, die scheinbar aus dem Nichts kommen. Die ererbte Energie in den Nieren wird vom Qi der Umgebung, dem Qi aus der Nahrung und den Menschen, die in unserem Leben sind, beeinflusst. Diese drei Arten von Lebensenergie ergeben dann zusammen die Energie, aus der Sie sich den ganzen Tag nähren können. Die Qualität der Energie des Nierenmeridians hängt also auch von den Menschen ab, mit denen Sie sich umgeben und der Qualität der Nahrung, die Sie zu sich nehmen, ab. Vor allem die gestaute Angstenergie aus der Fleischenergie von gequälten und geschundenen, durch ganz Europa transportierten Schlachttieren, erzeugt häufig Ängste, die nicht zu uns gehören.

Wenn der Nieren-Meridian balanciert ist, bedeutet dies Lebendigkeit, Vitalität und Ausdauer. Man ist ausgeglichen in seiner Mitte und fühlt sich aus dem Innersten heraus lebendig.

Die Energie der Nieren brauchen wir für geistiges Wachstum. Im Laufe der Jahre verbraucht sich die Nierenenergie und wir werden älter in unseren Zellen. Wir haben in den letzten Jahren bemerkt, dass Patienten und Kursteilnehmer ein großes Interesse nach „Anti-Aging" Therapien zeigen. Menschen sind dauernd in einem Stresszustand und brauchen dringend Empfehlungen, wie sie am besten Stress abbauen können. Die beste „Anti-Aging" Methode wäre aber, hier auf seine Regeneration zu achten und somit die Energie zu schonen, die im Nieren-Meridian fließt.

Das Grundthema bei Nieren-Typen sind Konflikte mit Ängsten. Nieren gehören zum Wasser-Element. Wenn Wasser im System fehlt, zeigt sich die Angst und man fühlt sich wie bedroht auszutrocknen. Es geht um Existenzängste und der Körper versucht das Wasser so lange wie möglich im Körper zu behalten und nicht auszuscheiden, da es für ihn ums Überleben geht.

Die Anhaltspunkte im Leben gehen verloren und man hat keinen festen Boden unter den Füßen. Plötzlich fühlt man sich ohne Wurzeln und verlassen. Das kann zum Beispiel bei Menschen die von Katastrophen betroffen wurden (Feuer, Überschwemmungen, Krieg) der Fall sein. Aber auch Scheidungskinder können betroffen sein: Das Kind fühlt sich verlassen und seine Stabilität im Leben fehlt.

Die Gefühle sind erstarrt und der Mensch zweifelt über seine Zukunft. Man erwartet nur noch Katastrophen. Ein Phänomen, das bei Patienten zu sehen ist, wenn sie ihre Arbeitsplätze öfter verloren haben. Die Sicherheit fehlt und das Potenzial erfriert. Man entscheidet sich für den Rückzug und versucht nicht sichtbar zu sein. Das ist oft die einzige Strategie, um Stabilität zu gewinnen. Man erstarrt wie das Kaninchen vor der Schlange. Wenn ich mich verstecke kann nichts passieren. Hier ist es wichtig, dass die Energie im Nieren-Meridian wieder frei fließen kann. Die frei fließende Nierenenergie erlöst den Menschen aus der Erstarrung und die Ängste lösen sich allmählich unter dem Einfluss der fließenden Nierenenergie auf.

Der Mensch hat sich zwar vorm Leben versteckt, bemüht sich aber seinen Mangel durch Leistung zu kompensieren. Man hat vielleicht eine neue Stellte gefunden und ist bereit, alles zu tun um seinen neuen Arbeitgeber zu gefallen. Es wird hart gearbeitet und der Körper kommt an letzter Stelle. Man geht über seine Grenzen hinaus. Arbeitet bis zur Erschöpfung und man erlaubt sich keine Ruhephasen mehr im Leben. Man zweifelt immer noch an seinem Potenzial, zu dem man keinen Zugang mehr hat. Man hat also jetzt Angst vor sich und seinen Fähigkeiten, statt vorm Leben, und dem, was einem das Schicksal zufügt.

Vielleicht hat hier auch die Erfahrung gezeigt, dass sich zeigen und vor allem seine Kreativität zu leben anderen nicht gefällt und dafür musste man einen hohen Preis zahlen. Unserer Erfahrungen nach werden in der Industrie oder in Instituten oft Menschen eingestellt, die nicht immer in das Stellenprofil passen. Führungskräfte fühlen sich manchmal von Mitarbeiter mit großen Talenten und Potenzialen bedroht und wählen deshalb häufig Menschen, die ihnen vom Potenzial nicht gefährlich werden können.

Mangelndes Vertrauen in das Leben ist der Kern der existenziellen Ängste und beunruhigt das Element Wasser und vor allem die Nieren. In dem Fall ist Abkapselung die Strategie und sich anderen zu öffnen verursacht nur noch Stress.

Die Wurzeln des Vertrauens im Leben dürfen wieder gestärkt werden. Mehr Hingabe an den Fluss des Lebens und seiner Bestimmung zu folgen gibt neue Energie, auch wieder an die eigenen Fähigkeiten und das, was wir der Welt und den Menschen anzubieten haben, zu glauben. Wir sind mit Geschenken geboren und dürfen diese der Welt wieder zeigen. Das Leben auf Erde ist wie ein Spielplatz mit vielen Kindern. Es gibt Kinder, die uns mögen und mit uns spielen wollen und andere, die zerstörerisch sind und uns fertig machen wollen. Wir leben in der Polarität. Beides darf gleichzeitig existieren und letztendlich haben wir Angst vor unseren eigenen Schatten.

Verhaltensmuster und Schatten können unser Energiefeld erst verlassen, wenn wir sie wahrnehmen und nicht mehr unterdrücken. Man sollte sich mit den unverdauten Ängsten konfrontieren. Die Angst vor Mustern ist die Angst davor zusammenzubrechen, wenn wir diese Muster anschauen und einfach einmal zulassen. Der Patient darf motiviert werden, um seine Ängste überwinden zu können. Er sollte sich zutrauen ins Wasser zu springen, auch wenn Chaos entsteht. Chaos ist auch eine Wiedergeburt und der Zusammenbruch muss passieren, damit was Neues und Radikales entstehen darf. Wenn man bei diesem Punkt angekommen ist, dürfen sich neue Kräfte für die Auferstehung sammeln.

Therapeutisches Arbeiten geht nicht nur darum, Druck bei Patienten herauszunehmen sondern ihm seine Themen zu zeigen, um mögliche Veränderungen im bisherigen Lebensprozess wahrzunehmen. Der Therapeut verursacht eine Ausdehnung im Bewusstsein des Patienten, um eine Polarität beim Patienten zu schaffen. Erst wenn der Patient sein Bewusstsein erweitert hat, darf man ihm Hilfe anbieten. Dann darf er gecoached werden und es dürfen spagyrische Essenzen gegeben werden, um die Arbeit seines Geistes und seiner Seele zu unterstützen.

Körperliche Symptome:
Lendenwirbelsäule-Beschwerden, Nephritis, Zystitis, Entwicklungsverzögerung, Angst, sexuelle Unsicherheit, Husten, Asthma und Urämie

Unerlöster Nieren-Typus:
Der unerlöste Nieren-Typ ist ein Mensch, dem jegliche Vitalität fehlt. Durch seine tiefen und meist lebenslang andauernden Ängste ist er in seinem Wesen so erstarrt, dass er

antriebsarm und in seinem gesamten Ausdruck völlig verlangsamt scheint. Um seine Ängste zu kompensieren, gibt er sich oft sehr rigide in seinem Denken und Handeln. Schwarz und weiß, um nicht die Grauzonen des Lebens spüren zu müssen. Er ist ruhelos und unruhig, unkonzentriert und fahrig – häufig seit der Kindheit. Das gehört ebenso zu seinem Wesen wie panisches Verhalten und Unsicherheit. Er verleugnet häufig seine eigenen Bedürfnisse und öffnet somit einem gestörten Energiefluss im Nieren-Meridian Tür und Tor.

In der Sexualität wirkt er gehemmt und unsicher. Häufig treten sexuelle Störungen auf, da die Sexualität in die digitale Welt des Internets oder des Gehirns verlagert wird. Körperlich hat er oft tiefe Schatten unter den Augen, die nie wegzugehen scheinen.

Erlöster Nieren-Typus:
Der erlöste Nierenmensch ist im Einklang mit sich und seinen Bedürfnissen und kümmert sich auch hinreichend um diese und deren konkrete Umsetzung. Er hat gelernt über seine Ängste zu lachen und diese als im Lebensprozess notwendig anzuerkennen. Ängste sind für ihn ein Hinweis auf immer noch fehlendes Urvertrauen, an dem noch gearbeitet werden darf – ohne sich zu sehr abzumühen und anzustrengen. Er ist voller Vitalität und scheint in vollem Saft und Kraft zu stehen. Er kann begeistern, vor allem andere Menschen, damit diese lernen, in die eigene Kraft zu kommen. In seinem Wesen ist er zentriert, kann gut im Augenblick sein und die Energie des „Jetzt" gut wahrnehmen und auch nützen.

Er ist ein gefragter Berater und Gast. Er besitzt eine tiefe Lebensweisheit, die aus der Überwindung seiner Ängste und aus der Auseinandersetzung mit seinen Schattenkräften entstanden ist.

Das Leben lebt er bewusst, lustvoll und mit viel Genuss. Als großer Genussmensch kennt er aber auch seine Grenzen.

Affirmation:
ICH NEHME MEINE ÄNGSTE WAHR UND LEBE MEINE BESTIMMUNG

Kinesiologie Übung 1:
Nieren 21 (siehe Abbildung) mit zwei Fingern klopfen und die Affirmation aussprechen.

Kinesiologie Übung 2:
Anfangs- und Endpunkt, links und rechts auf der Körperoberfläche des Nieren-Meridians halten. Spüren Sie die Energie in den Nieren Meridian strömen. Begrüßen Sie Ihre Ängste und sagen innerlich: „Ich habe dich gesehen und ab jetzt versuche ich deine Sprache zu verstehen." Tauchen Sie in das Element Wasser. Trauen Sie es sich zu. Vielleicht dürfen Sie bei dieser Übung Zugang zu Ihrer Bestimmung finden und freuen Sie sich auf das Neue, das Sie ab jetzt erfüllen darf.

Pflanzen für den Nieren-Meridian:
Für den Nieren-Meridian nehmen wir die Pflanzen *Taxus baccata* und *Betula alba*.

Beide Pflanzen helfen uns in einen selbstbestimmten Lebensmodus zu kommen. Taxus, in dem sie uns die Perspektive eines Adlers auf unser Leben gibt. Wir schauen von oben auf uns und unser Leben herab, wie ein Beobachter, und können dadurch notwendige Lebenskorrekturen gut vornehmen. Auch begreifen wir, dass das Leben keine Anwandlung von schwarz und weiß ist, sondern können das wahre und echte Leben in all seinen Facetten wieder begreifen.

Betula alba, hebräisch neues Blut, öffnet unser Bewusstsein für eine andere Art, das Leben zu sehen und wahrzunehmen. Mit Hilfe von Betula bekommen wir die Möglichkeit einen Blick jenseits der Tür zu werfen die uns scheinbar vom richtigen Leben trennt.

Rezeptur Phylak Sachsen GmbH	
• Aconitum napellus 1 • Taxus baccata 1 • STAUC 5 • Betula alba 1 • Belladonna atropa 1	**Dosierung:** 3 × 1 bis 3 × 7 Tropfen pur nehmen. Anfangs- und Endpunkt des Meridians mit je einem Tropfen einreiben.
CAVE: Alkoholkranke Menschen als Kontraindikation für spagyrisch-alkoholische Essenzen zur Einnahme	

Blasen-Meridian

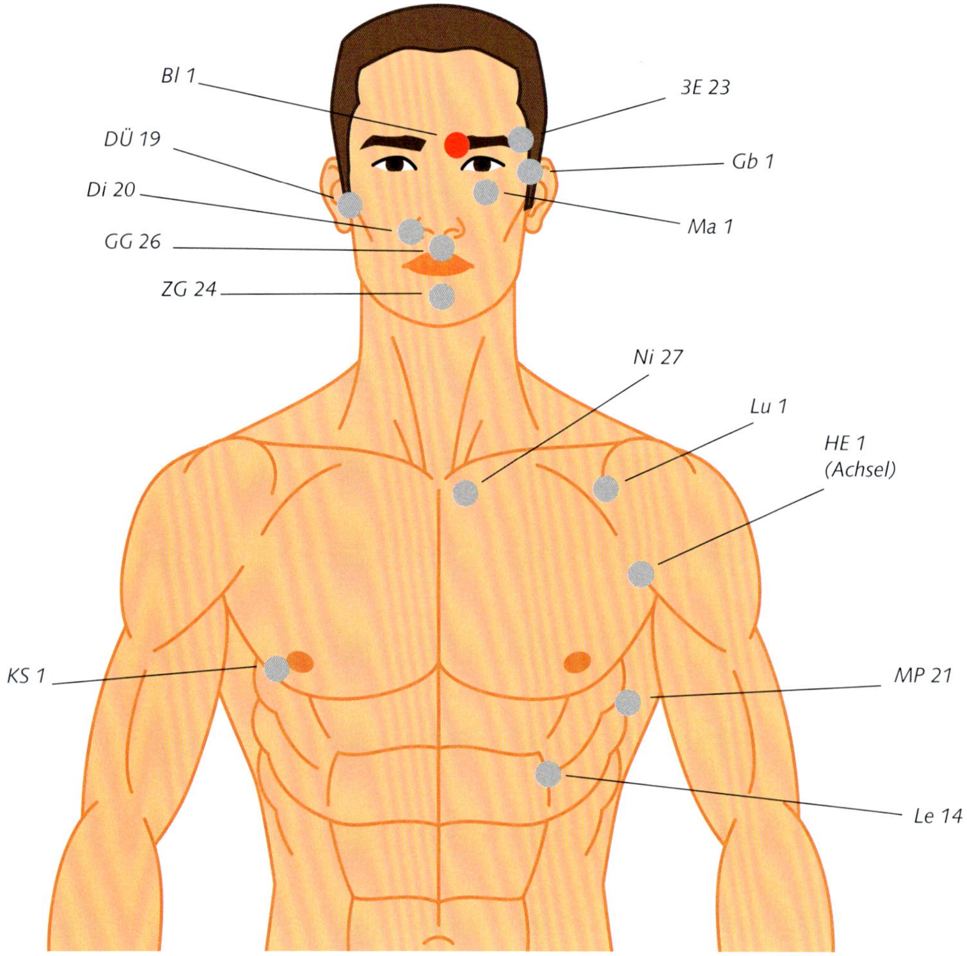

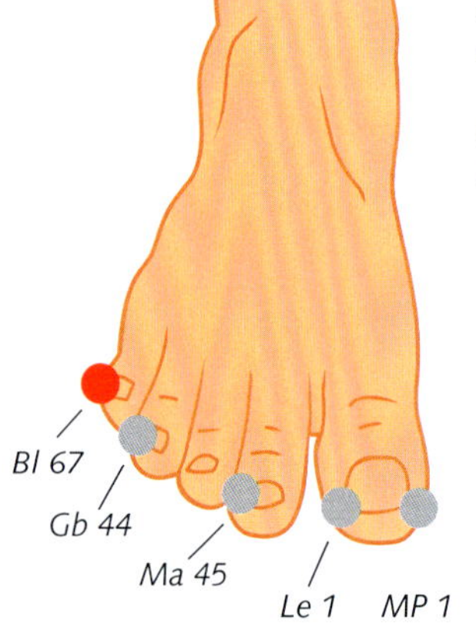

Anfangspunkt (Bl 1):
in tiefster Delle zwischen Augenhöhle und Nasenwurzel

Endpunkt (Bl 67):
Nagelaußenseite der kleinen Zehe

Meridianverlauf
Blasen-Meridian

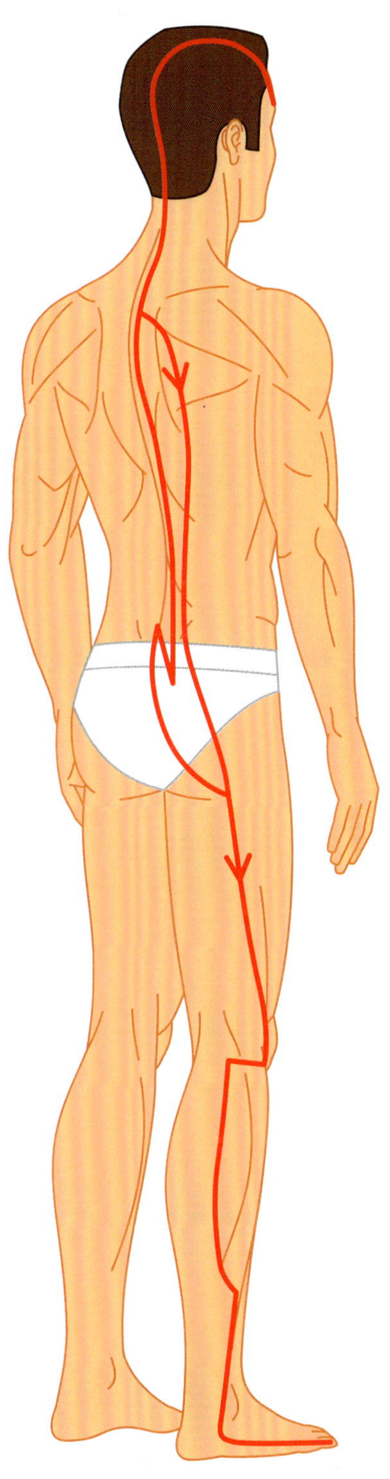

Der Blasen-Meridian ist der längste von allen Meridianen und enthält die meisten Akupunkturpunkte. Ein Meridian mit großer Bedeutung für die Basisenergie, die uns täglich begleitet. Der Blasen-Meridian ist ein wichtiger Entgiftungskanal und sollte jede Sekunde ohne Pause leisten. Die Blase sammelt den in den Nieren gebildeten Harn und scheidet giftige Substanzen aus unserem Körper aus. Hier ist also schon das Hauptthema dieses wichtigen Meridians zu sehen. Alles, was uns (emotional) vergiftet, soll möglichst ohne lange den Körper zu belasten, wieder ausgeschieden werden. Der Urin der Blase wird ja auch als das „Seelenabwasser" bezeichnet. Vor allem bei kindlichen Bettnässern ist dieser Meridian in der Behandlung sehr wichtig. Der ganze emotionale Druck, der sich den Tag über angestaut hat, wird dann nachts, wenn die Spannung nach lässt, spontan entladen. Der Blasen-Meridian, wenn er energetisch gut versorgt wird, sorgt im Laufe des Tages dafür, dass die im Körper gestaute Spannung abgeleitet wird.

Der Meridian reagiert empfindlich auf großen seelischen Druck und braucht immer wieder Entspannung für einen ausgeglichenen Alltag. Benötigt tägliche Momente des Friedens und der Harmonie, um seine Energie aufrecht zu erhalten.

Wenn diese entspannenden Momente fehlen und der Alltag nur noch aus Anspannung und Sorgen besteht, der Meridian also unausgeglichen ist, fließt über den Blasen-Meridian seine Hauptemotion: die Angst. Alle haben den Satz „Er hat sich vor Angst in die Hose gemacht" schon gehört. Ihr ganzes System und jede Zelle Ihres Körpers ist dann in Resonanz mit Angstthemen. Auch häufig mit solchen, die zu Ihnen gar nicht gehören. Die Sie aus der Umgebung aufgeschnappt haben und sich nun in Ihrem Energiesystem über Resonanzen zu eigenen Themen breit machen. Schauen Sie sich nur einmal die Medien mit ihrer Katastrophenberichtserstattung an. Sie sehen und hören den ganzen Tag nur negative Nachrichten über das Weltgeschehen. Diese Energien speichern sich in Ihrem Körper und fließen dann über den Blasen-Meridian durch Ihr gesamtes Energiesystem.

Hier geht es also auch um das Thema „Schutz und Abgrenzung", um nicht über getriggerte Fremdenergien Ihre eigenen unerlösten Themen zu verstärken.

Der Blasen-Meridian verläuft über den ganzen Körper von oben bis unten und deckt den ganzen Rücken ab. Er herrscht über die gesamte Wirbelsäule und das Zentralnervensystem und regiert die Rückseite des Körpers. Wenn er ausgeglichen ist, fühlen Sie sich sicher. Es kann Ihnen dann niemand „in den Rücken fallen" und Sie haben ein gutes Gespür für die Energie von Menschen, die Ihnen nicht gut tun. Sie lernen, sich schon im Vorfeld abzugrenzen, um so gar nicht erst in Resonanz kommen zu müssen. Die ganze Körperrückseite wird gestärkt und wenn die Energie ausgeglichen im Meridian fließt, können die emotionalen Belastungen des Alltags dem Rücken nicht so viel anhaben.

- Das Rückgrat wird energetisch gestärkt.
- Sie können besser zu sich stehen.
- Für sich und Ihre Bedürfnisse einstehen.
- Ihren Mann oder Frau stehen.
- Rückgrat zeigen, wenn es notwendig ist.
- Ein aufrechter Mensch sein.

Der Blasen-Meridian regiert das System der Hormondrüsen, deswegen auch kein Wunder, dass die Themen „Ausgeglichenheit" und „in seiner Mitte sein" eine wichtige Rolle spielen. Da sehr viele Gefühle rund um die Uhr auf diesen Meridian laufen, ist es hier extrem wichtig, für eine gute emotionale Gesundheit einen Ausgleich des Meridians zu schaffen. Unerlöste Emotionen sind die Basis einer jeglichen Krankheit. Wilhelm Reich hat in den 30er Jahren bereits über die Wichtigkeit des korrekten Umgangs mit Emotionen gesprochen. Er war der Meinung, dass die Emotion das einzige ist, was uns wirklich zu 100 Prozent selbst gehört und was wir komplett mit den Erfahrungen unserer Biographie und der Konstitution unseres Geistes und Körpers selbst kreieren. Deshalb war es für ihn extrem wichtig, mit Emotionen gut umzugehen.

Alle anderen Aspekte der ganzheitlichen Naturheilkunde, wie Seele, Geist und Körper können von uns kaum beeinflusst werden.

- Wer hat schon wirklich Zugang zu seiner Seele? Viele wissen nicht einmal, wie sie den Begriff Seele definieren sollen, geschweige denn, in Kontakt mit der Seele zu sein.
- Wer beherrscht die Funktionen seines meist autonom funktionierenden Körpers willentlich? Viele Körperfunktionen funktionieren, ohne dass wir Einfluss ausüben können. Das Herz schlägt selbst, und niemand kann es im positiven Sinne beeinflussen, um Reaktionen zu erzeugen.
- Wer hat Macht über seinen Geist? Gedanken kommen und gehen ohne sie beeinflussen zu können oder nur im geringen Maße bei Meditation und Achtsamkeitsübungen.

Sie sehen also, dass die europäische Definition von ganzheitlicher Naturheilkunde sehr hinkt. Hier wird oft, im Gegensatz zur traditionellen chinesischen Medizin, die Emotion als wichtiges Krankheitskriterium außer Acht gelassen.

Zu einem guten Umgang mit Emotionen gehört zum Beispiel:

- Trauen Sie sich über Emotionen zu sprechen. Auch wenn diese scheinbar negativ sind und sie Angst haben, dadurch Ablehnung zu erfahren.

- Schaffen Sie einen geschützten Raum, in dem Sie frei über sich und Ihre Gefühle sprechen können.
- Drücken Sie Emotionen zeitnah zu Ihrem Entstehen aus, sonst landen diese in Ihrem Unterbewusstsein und führen dort ein nicht mehr kontrollierbares Eigenleben.
- Nehmen Sie sich mit auch scheinbar unwichtigen Gefühlen ernst. Diese haben irgendwo in Ihrer Biographie ihren Ursprung und der Umgang mit Ihnen kann Sie an bisher nicht erkannte Lebensthemen führen.
- Umgeben Sie sich mit Menschen, die Sie und Ihre Emotionen ernst nehmen und nicht bagatellisieren. Dies gilt vor allem für Ängste. Häufig reicht schon, sich über Ängste zu unterhalten und dabei ernst genommen zu werden, vollkommen aus, um diesen die Macht über Ihr Leben zu nehmen.
- Erlauben Sie sich zu weinen. Dies löst viele biochemisch-physikalische Prozesse in Ihrem Körper aus, die Ihnen helfen, Ihre Biochemie im Körper nach einem Ereignis wieder zu regulieren. Wenn Sie weinen, lassen Sie dies zu. Der Körper reguliert nach ca. 30 Minuten den Tränenfluss automatisch. Sie brauchen also keine Angst zu haben, dass Sie vor Tränen zerfließen werden.

In diesen Energiebahnen fließen die Schattenthemen des Menschen und vor allem Ängste, die man nicht wahrhaben möchte und sich nicht anschauen will.

Bei Störungen des Meridians zeigt sich die Gelegenheit, sich mit seinen tiefsten Ängsten und Schattenthemen zu konfrontieren, anstatt in der Depression zu versinken und kein Licht am Ende des Tunnels zu sehen. Der Schatten ist der Anteil in uns, den wir uns nicht anschauen möchten, den wir verdrängen, der uns unangenehm ist und den wir vor der Welt verstecken möchten. Die Tiefenpsychologie sagt, dass gerade dieser Anteil viele Geschenke für uns und unser Leben bereit hält, wenn wir bereit sind, mit diesen Themen zu arbeiten und uns diese (bisher) verdrängten Themen anzuschauen. Der Schatten macht uns zu einem ganzen Menschen und nicht zu einer maskenhaften Marionette, die manipulierbar ist, weil sie aufgrund von Verdrängungen ihr wahres Gesicht nie zeigen darf. Der Schatten und Ihre Ängste gehören zum Ganz-Mensch-Sein dazu.

Sie beschäftigen sich hier mit dem Wasser-Element. Es ist gerade Winter, dunkel, kühl und vielleicht sogar neblig. Es ist seit Wochen kalt und langsam verlieren Sie die Geduld. Die Sonne sollte sich endlich mal in Ihrem Leben wieder zeigen. Wann scheint die Sonne auch mal wieder für mich in meinem Leben, scheint jetzt die zentrale Frage Ihres Lebens zu sein. Sie werden geplagt von Ängsten und Schlafstörungen, sind innerlich sehr unruhig und nervös, haben vielleicht Rückenschmerzen und ständige Infekte. Sie sind den ganzen Tag verspannt und können sich schwer entspannen, sowohl geistig als auch körperlich. All diese Symptome weisen auf eine massive und langandauernde Störung des Blasen-Meridians hin. In der westlichen Medizin hätten Sie eine Batterie an Medikamenten und Behandlern, die alle isoliert voneinander arbeiten. Doch letztendlich handelt es sich nur um die gestaute Energie im größten Meridian Ihres Körpers.

Nutzen Sie jetzt, im Winter Ihres Daseins, die Gelegenheit sich mit Ihren Ängsten zu beschäftigen. Vor allem hat jede Angst eine positive Botschaft für uns. Die Botschaft besteht darin, sich hinter den Ängsten sein Leben unter einen neuen Blickwinkel anzuschauen. Jetzt, wenn durch den Winter alles gefroren ist, können Sie sich das Leben wie bei einem zugefrorenen See erstarrt unter einer Eisdecke ohne große Dynamik, die vielleicht wieder Ängste erzeugen würde, anschauen.

Zu begreifen, dass es vielleicht doch nicht so schlimm war und ist, wie Sie es momentan wahrnehmen. Dass der Ursprung Ihrer Ängste nur in Ihrem Kopf besteht. Dass die Ängste nur die Angst vor der eigenen, in Ihnen schlummernden Kraft sind.

Es geht darum zu akzeptieren, was ist und dass ich an bestimmten Situationen nichts mehr ändern kann. Der Winter ist eine Zeit der inneren Einkehr. Man kann hier anfangen, dem Leben, dem man sich nun in der Realität stellt, ohne Projektionen, mehr Wertschätzung zu geben und sich von Illusionen zu verabschieden. Wir leben in einer Zeit des „Immer mehr" und „Immer das noch Bessere". Man hat vielleicht noch nicht die beste Gesundheit, aber man ist auf einem guten Weg, nicht den besten Arbeitsplatz, aber man verdient sein Geld, nicht den besten Partner, aber er kümmert sich um wichtige Dinge im Haus. Sie verfügen über genügend Ressourcen, um mit den täglichen Anforderungen gelassen und friedlich umgehen zu können.

Und von diesem Aspekt Ihres Lebens können Sie nun friedvoll und gelassen beginnen, Dinge, die Sie ändern können, zu ändern, und sich mit den anderen Aspekten Ihres Lebens auszusöhnen.

Der Blasen-Meridian durch seine 67 Akupunkturpunkte hat natürlich viel anzubieten, vor allem einen Ausgleich der Beziehung zur Mutter und zum Vater. Der Meridian gibt uns Kraft und stärkt unsere Wirbelsäule. Man wird erwachsener und spiritueller und darf ein anderes Bild seiner Eltern kreieren.

Die Erlebnisse der Kindheit dürfen transformiert werden. Man entwickelt Verständnis für die Situation der Eltern und lernt, Kindheitssituationen neu einzuschätzen. Aufgrund dieser Neueinschätzung lernt das Energiesystem des Körpers, das bisher an den Verletzungen festgehalten hat, dass wir nun als erwachsene Menschen die Vergangenheit neu bewerten dürfen und jetzt als erwachsene Menschen auch selbst dazu in der Lage sind, die Verantwortung für uns und unser Leben zu übernehmen und nicht mehr die Muster der Kindheit immer neu aufzufrischen.

Der Blasen-Meridian ist lebendig, bewegt sich und hat eine wunderbare Dynamik zu schenken, wenn wir es zulassen. Er ist unser Coach um die Vergangenheit zu transformieren und bietet die Möglichkeit Licht in unsere Schatten zu bringen um die Reise auf Erde zu akzeptieren und unser Bestes daraus machen.

Da wir ab jetzt die Realität anderes anschauen dürfen, hilft uns dieser Coach wieder Hoffnungen und Träume zu haben. Anfangs- und Endpunkte bei Patienten zu halten, hilft ihre Ängste aufzulösen, die Vergangenheit zu stärken und ein neues und positives Gefühl über die Zukunft zu schaffen. Perspektiven im Leben dürfen sich wieder zeigen. Dadurch werden neue Bilder kreiert, was insbesondere hilfreich ist bei Menschen die den Zugang zu ihrer inneren Welt verloren haben oder die sich schwer tun Bilder zu visualisieren.

Sorgen gehören zu den unerlösten Konflikten des Blasen-Meridians. Wenn man sich zu lange und zu oft Sorgen macht, fließen diese Gefühle an der Rückenseite des Körpers und machen die Wirbelsäule steif. Oft ist der Patient nicht nur extrem angespannt, sondern macht sich Sorgen über alle möglichen Situationen, die er nicht transformieren kann. Er spricht oft von Attacken und von Menschen, die ihn sabotieren möchten.

An dieser Stelle sollte er in eine Ruhephase und in einem konstruktiven Denkprozess kommen. Was helfen kann, ist die Kraft der inneren Bilder zu nutzen, um negative Einstellungen dem Leben gegenüber umzuwandeln. Sorgen können tief und fest verankert im Gehirn und im Energiesystem des Menschen sein. Sich von seinen Sorgen befreien kann über Visualisierung geschehen. Man kann sich zum Beispiel vorstellen, dass man seinen Sorgen buchstäblich den Rücken dreht. Sich von den Sorgen abwenden, kann helfen, die Herzensbedürfnisse neu zu entdecken und wieder Lust und Lebensfreude in das Leben zu holen.

Ich kann nur betonen, wie wichtig die Balance des Blasen-Meridians ist. Er hilft sich mit dem Fluss des Lebens wieder zu verbinden. Vielleicht haben Sie oder Ihre Patienten zu früh einen Vater oder eine Mutter verloren. Oder einen Mensch, der eine Verankerung in Ihrem Leben bedeutete. Die Verlustangst speichert sich in diesem Meridian und verhindert, dass Sie Ihren Lebensschlüssel finden.

Die Lösung wäre hier, sein Vertrauen in das Leben, aber vor allem in sich wieder zu finden. Vertrauen Sie, dass Sie im Leben geführt werden und fragen Sie die geistige Welt, dass sie Ihnen Unterstützung im Leben schenkt.

Körperliche Symptome:
ISG-Blockaden, Steifheit der Wirbelsäule, Hormonstörungen, schwache Knöchel, Rückenschmerzen, Blasenschwäche, urologische Beschwerden, Konzentrationsschwäche, Wadenkrämpfe und Kälteempfindlichkeit

Unerlöster Blasen-Typus:
Der unerlöste Blasen-Typus wirkt wie erstarrt. Er ist von seinen Sorgen und Ängsten wie zerfressen. Oft ist er leicht zu reizen, ist dem Leben und den Menschen, die ihn umgeben gegenüber sehr misstrauisch. Gerade in Partnerschaften fällt dieses Misstrauen durch starke Eifersucht besonders auf. Oft werden Partnerschaften gemieden oder der Partner wird in einer starken Abhängigkeit gehalten, um so Sicherheit über ihn zu bekommen. In seinem Wesen wirkt er schwerfällig, antriebsarm und hat sehr wenig Selbstvertrauen. Man hat oft einen sehr unsicheren Menschen vor sich, der überkritisch seine Unsicherheit vor der Umgebung zu verbergen sucht. Das ganze Wesen ist durchströmt von einer nicht enden wollenden Suche nach Leben, Liebe und Geborgenheit, die sich nach außen häufig durch Suchtverhalten bemerkbar macht.

Erlöster Blasen-Typus:
Hier handelt es sich um einen mutigen und selbstbestimmten Typ Menschen, der kontinuierlich sein Ziel verfolgt. Er weiß genau, wo er im Leben hin muss und steuert dieses Ziel mit großer Genauigkeit an. Dieser Typ Mensch benötigt in seinem Umfeld viel Ruhe, um gut funktionieren zu können. Deshalb schaffen Sie sich oft einen gesellschaftlichen Status, wo sie von einer sicheren und ruhigen Position aus agieren können. Sie sind sehr kreativ und egal in welchen Lebensbereichen, drücken sie diese Kreativität aus. Oft vermutet man hinter diesen eigentlich ernsten und tiefgründigen Menschen keine kreativen Aspekte und ist dann ganz erstaunt, wenn man Zugang zur Emotionalwelt des Patienten bekommt, die sich dann häufig in einer umwerfenden Kreativität ausdrückt. Er ist ein Problemlöser und scheint in sein Leben integriert zu haben, dass Probleme zum Sahnehäubchen des Lebens gehören, die dazu da sind, um dem Leben Geschmack und Esprit zu geben.

Affirmation:
ICH VERTRAUE DEM FLUSS MEINES LEBENS

Kinesiologie Übung 1:
Blase 1 (siehe Abbildung) links und rechts mit zwei Fingern klopfen und die Affirmation aussprechen.

Kinesiologie Übung 1:
Anfangs- und Endpunkt, links und rechts auf der Körperoberfläche des Blasen-Meridians halten. Spüren Sie die Ruhe, die in Ihrem Leben zurückkommen darf. Verabschieden Sie sich und transformieren Sie alte Bilder der Vergangenheit, die mit Verlust zu tun haben. Verbinden Sie sich mit Ihrem Höheren Selbst und entwickeln Sie ein Gefühl der Sicherheit. Hören Sie auf Ihre innere Stimme, die Ihnen sagt wie gut Sie geführt und unterstützt sind im Leben. Zeigen Sie Dankbarkeit für das Leben, das Sie bisher leben durften. Dankbarkeit ist Ihr Lichtbringer und zeigt Ihnen welcher Weg für mehr Vertrauen und Lebensfreude im Leben zu nehmen ist.

Pflanzen für den Blasen-Meridian:
Für diesen wichtigen Meridian nehmen wir auch zwei Pflanzen, die ein breites Anwendungsspektrum und eine gute geerdete Stabilität für energetische Prozesse besitzen. Einmal *Solidago virgaurea* und zum anderen *Juniperus communis*. In diesen beiden Pflanzen spiegeln sich die wichtigsten Themen des Blasen-Meridians: Umgang mit Emotionen und Abgrenzungsfähigkeit auf allen Ebenen.

Solidago virgaurea erlöst unsere Ängste. Die Ängste, die durch das Nieren-Yin ausgelöst werden. Hier geht es darum, dass man Angst bekommt, die verbleibende Lebenszeit könnte nicht ausreichen, um die Aufgaben der Mission Erdinkarnation zu erfüllen. Solidago gibt unserem energetischen System die klare Anweisung, dass eine vernünftige angstfreie Zukunft nur auf der Basis einer gut gereinigten Vergangenheit geschehen kann. In den Wörtern steckt das Wort solide und ago = Vergangenheit. Das zweite Wort bedeutet virg = jungfräulich und aurea = Aura/Gold.
Juniperus lässt uns uns im Kontext der Gesellschaft und der anderen Menschen sehen. (J)uni per us. Der Eine spiegelt sich im Ganzen/der Gesellschaft. Juniperus schützt uns vor destruierenden Energien und ist als Pflanze höherer Ordnung auch fähig, in unserem System in der Dauer der Einnahme karmische Resonanzen zu unterbinden und somit einen Freiraum zur Entwicklung der eigenen Seele zu finden.

Rezeptur Phylak Sachsen GmbH

- Aconitum napellus 1
- Solidago virgaurea 1
- STAUC 5
- Juniperus communis 1
- Belladonna atropa 1

Dosierung:
3 × 1 bis 3 × 7 Tropfen pur nehmen.
Anfangs- und Endpunkte der Meridiane einreiben mit je einem Tropfen.

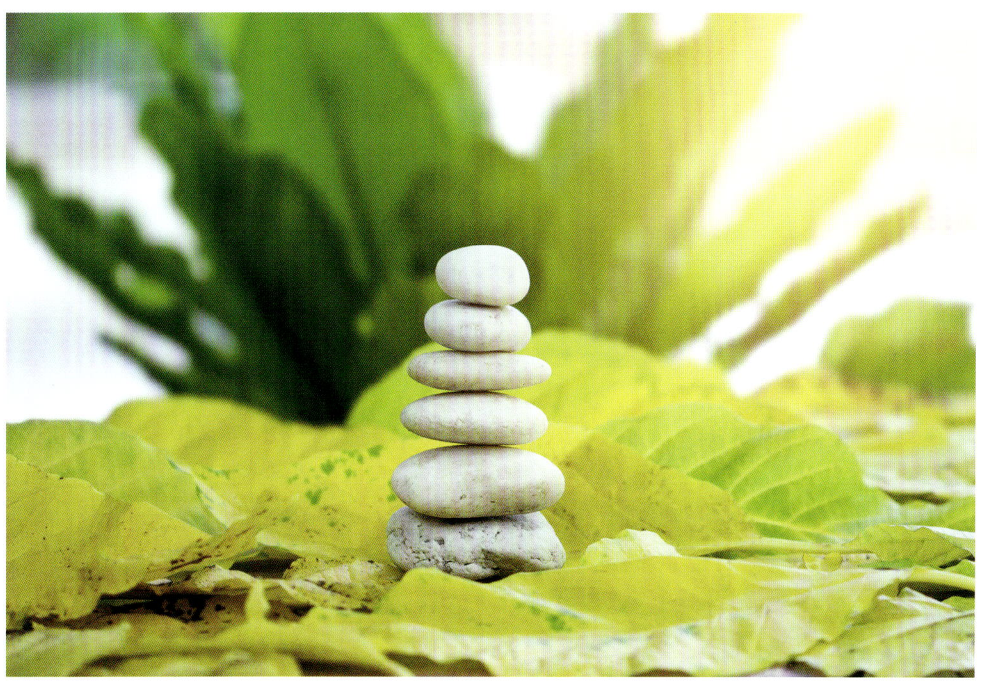

Affirmationen zusammengefasst

Nieren-Meridian:
ICH NEHME MEINE ÄNGSTE WAHR
UND LEBE MEINE BESTIMMUNG

Blasen-Meridian:
ICH VERTRAUE DEM FLUSS MEINES LEBENS

Leber-Meridian:
ICH NEHME MICH UND MEINE KREATIVITÄT WAHR

Gallenblasen-Meridian:
ICH ENTSCHEIDE MICH MEINE IDENTITÄT ZU LEBEN

Lungen-Meridian:
ICH BIN DEMÜTIG UND SAGE JA ZUM LEBEN

Dickdarm-Meridian:
ICH LASSE DAS ALTE LOS
UND LIEBE MICH SELBST

Magen-Meridian:
ICH RUHE IN MIR SELBST UND ERKENNE MICH
MIT ALLEN MEINEN BEDÜRFNISSEN UND EIGENSCHAFTEN
VOLL UND GANZ AN

Milz-Meridian:
ICH AKZEPTIERE MICH SO WIE ICH BIN –
ICH BIN GUT SO WIE ICH BIN

Herz-Meridian:
ICH DARF DIE LIEBE IN MIR
NEU ENTDECKEN

Dünndarm-Meridian:
ICH SCHAFFE IMMER MEHR KLARHEIT
IN MEINEM LEBEN

Dreifach-Erwärmer-Meridian:
ICH ÖFFNE MICH FÜR MEHR LEBENSFREUDE
IN MEINEM LEBEN

Kreislauf-Sexus-Meridian:
ICH SPÜRE DIE WÄRME
DER SELBSTLIEBE IN MIR

Schlüsselwörter zu den Meridianen

Holz

Leber-Meridian	Gallenblasen-Meridian
Wut	Klarheit
Nervosität	Entschlossenheit
Potenzial	Intuition
Verkrampfung	Durchsetzungskraft
Vergiftung	Konfliktfähigkeit
Sehkraft	Willenskraft
Glück	Überzeugung

Feuer

Herz-Meridian	Dünndarm-Meridian
Selbstwertgefühl	Trennung
Kommunikation	Struktur
Leistung	Verantwortung
Öffnung	Entscheidung
Herzenswünsche	Annehmen
Schutz	Transformation
Loyalität	Vorwärtsgehen
Dreifach-Erwärmer-Meridian	**Kreislauf-Sexus-Meridian**
Wärme	Genuss
Starre	Sexualität
Verletzlichkeit	Enttäuschungen
Hilflosigkeit	Opferhaltung
Ablehnung	Ausstrahlungskraft
Helfersyndrom	Hysterie
Lebensfreude	Vergebung

Erde

Magen-Meridian	Milz-Meridian
Bedürfnisse	Verstrickungen
Mitgefühl	Mutterliebe
Bitterkeit	Sauerstoff
Kreisende Gedanken	Aussöhnung
Missbrauch	Orientierungslos
Selbstanerkennung	Selbstzweifel
Zuwendung	Ahnenkraft

Metall

Lungen-Meridian	Dickdarm-Meridian
Traurigkeit	seinen Platz finden
Schutz des Herzens	Geburtstrauma
Kummer	Loslassen
Lebensblockaden	Verhärtung
Schuldgefühle	Verschmutzt
Anerkennung	Lebenshunger
Verschlossenheit	Festhalten

Wasser

Nieren-Meridian	Blasen-Meridian
sexuelle Bedürfnisse	Sorgen
Urvertrauen	Panik
Vitalität	Aufrichten
Ängste	Schatten
Rückzug	Verankerung
Erschöpfung	Vertrauen
Zusammenbrechen	Fluss des Lebens

Basis der Meridianbehandlung – Loslassen

Für die Behandlung der Meridiane haben sich Mischungen aus dem Bereich „Loslassen" besonders gut als begleitende Rezepturen für die Meridian-Rezepturen herausgestellt. Deshalb möchte ich Ihnen in diesem Kapitel das Thema „Loslassen" aus verschiedenen Blickwinkeln und Gesichtspunkten erläutern.

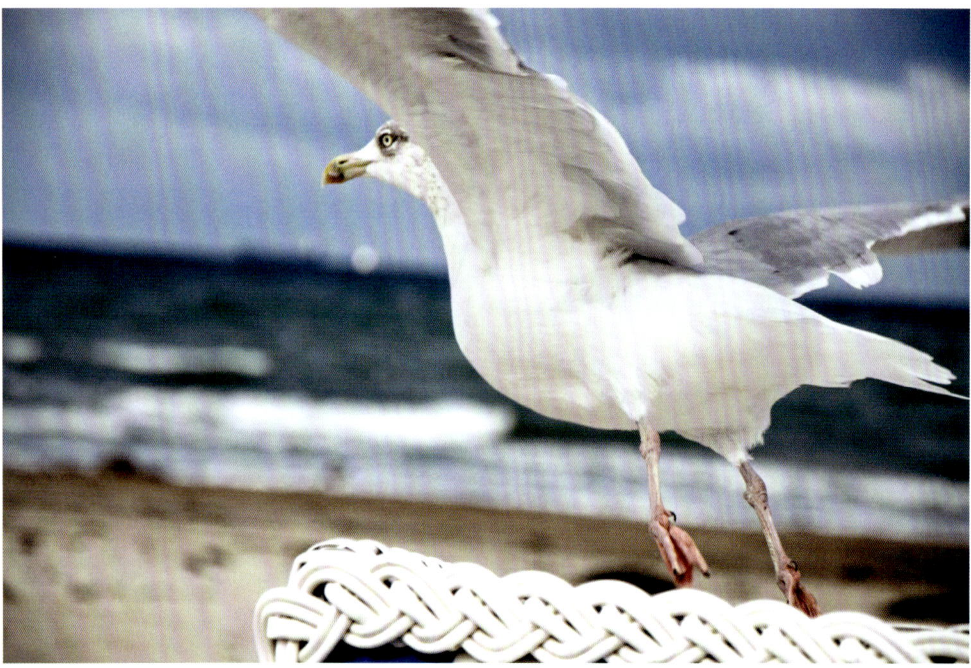

Jeder Mensch weiß wahrscheinlich instinktiv, dass das Thema „Loslassen" eigentlich das Thema „Sterben" beinhaltet und dass alles zum Thema „Loslassen" nur dazu dient, das große und letzte Loslassen, nämlich das Sterben, zu üben. Jedes Loslassen ist ein kleiner Tod, der uns auf das Einfließen unserer Seele in Gott vorbereitet.

In den letzten Jahren gab es eine schier unüberschaubare Flut an Büchern zu den Themen „Ausmisten" und „Loslassen". In einer Zeit des Überflusses und des materiellen Reichtums haben viele Sehnsucht nach dem Einfachen, dem Wahrhaften und dem Authentischen. Authentizität kann aber nur gelebt werden, wenn man sich einer eher minimalistischen Lebensform verschrieben hat, die uns und unsere wahren Bedürfnisse zum Vorschein kommen lässt und uns Raum gibt, diese wahrgenommenen Bedürfnisse zu leben. Ich denke, dass jeder Mensch im Grunde seines Herzens weiß, dass man mit leichtem Gepäck besser und leichter durchs Leben kommt. Dies gilt sowohl im materiellen als auch im geistigen Sinne. Durch das Loslassen zentrieren wir uns mehr auf das wirklich Wichtige in unserem Leben und setzen viel gebundene Energie frei.

Loslassen befreit uns so, dass wir dem Haben nicht mehr so viel Raum einräumen müssen und uns dem Sein zuwenden können. Die Kunst des Lassens besteht darin, in Würde, Freude und Anstand anzunehmen, was das Leben bietet, und mit ebenso viel Würde und Anstand wieder loszulassen. Dazu gehört es auch, sich seine wahren Bedürfnisse bewusst zu machen und sich dafür Zeit zu nehmen.

Wir leben in einer Welt des Überflusses und des Überflüssigen. Jeden Tag sind wir mit einem Übermaß an materiellen Dingen konfrontiert, aber auch einem Übermaß an Gefühlen, Lärm und negativen Energien, an Informationen und visuellen Eindrücken. Wie viele Eindrücke nehmen Sie alleine an einem Fernsehabend in sich auf, ohne bewusst damit umzugehen? Dies führt bei vielen Menschen zu einer mehr oder weniger wahrgenommenen Überladung ihres geistigen und seelischen Systems. Am besten wäre es, sich diesen Eindrücken erst gar nicht auszusetzen. Oft können wir uns aber kaum entziehen. Umso wichtiger ist es, einen Mechanismus und eine Kultur des Lassens und des Loslassens zu pflegen.

Die Kunst des Lassens und des Loslassens stellt uns jeden Tag vor neue Aufgaben. Am besten sehen wir das Loslassen als Herausforderung des Lebens an uns, bei deren Bewältigung wir viel Spaß haben und Energien freisetzen können. Loslassen ist auch ein Thema beim Trauern: um verpasste Gelegenheiten, um geliebte Menschen oder um Ereignisse, die man lassen musste.

Grundsätzlich gilt, dass große Verluste mindestens ein Jahr brauchen, um optimal verarbeitet werden zu können. Natürlich gibt es individuell unterschiedliche Zeitspannen, die Ihnen Ihre Seele und Ihr biographisches Erleben vorgeben.

Falls Sie aus der Trauer nicht mehr herauskommen und nach Jahren noch nicht verarbeitete Dinge mit sich herumschleppen, sollten Sie sich überlegen, ob Sie eine Therapie bei einem geschulten Therapeuten oder einem Seelsorger beginnen. Nicht verarbeitete Trauer wird sich in Ihrem Energiefeld festsetzen und sich gegebenenfalls immer wieder als körperliche oder geistige Störung bemerkbar machen.

Schon in der Bibel geht es um das Loslassen. So heißt es bei Prediger 3, 1–11: *„Alles im Leben hat seine Zeit … Geborenwerden hat seine Zeit, und Sterben hat seine Zeit; Pflanzen hat seine Zeit …"* Jesus hat darauf hingewiesen, dass wir uns einen Schatz im Himmel schaffen sollen und nicht auf der Erde, wo er von Motten und Rost zerfressen wird. Sie sollten sich klarmachen, dass Sie nichts von all dem, was Sie sich hier auf dieser Welt schaffen, mitnehmen können. Ein positiver und angemessener Umgang mit materiellen Dingen sieht etwa so aus:

- Nutzen Sie die Dinge und erfreuen Sie sich an ihnen, ohne Ihr Herz an sie zu hängen!
- Genießen Sie alles, was das Leben Ihnen zu bieten hat!
- Seien Sie dankbar in Zeiten des Überflusses und des Habens.
  Dann fällt es Ihnen auch leichter, Dinge, Erlebnisse und Menschen wieder loszulassen, wenn die Zeit dazu gekommen ist. Alles im Leben hat seine Zeit. Auch das Loslassen hat seine Zeit!
- Lassen Sie sich auf alles ein, was das Leben Ihnen freiwillig anbietet.
  Aber immer in dem Bewusstsein, auch ohne diese Dinge auszukommen!
- Überlegen Sie, ob Dinge Ihnen gut tun oder ob sie Ihnen mehr schaden als nützen.
- Überlegen Sie, welchen ökologischen Fingerabdruck Sie mit Ihrer Form des Konsums auf dieser Welt hinterlassen möchten.
- Bedenken Sie auch, dass weniger manchmal ein mehr an Lebensqualität bedeuten kann. Überlegen Sie bei Anschaffungen genau, ob Sie den Gegenstand wirklich brauchen.

Ich denke, dass viele Menschen heute so orientierungslos geworden sind, weil sie es nicht mehr schaffen, aus diesem Überangebot für sich das am meisten Nutzbringende auszuwählen und alles andere bleiben zu lassen. Hier ist die Kunst des Unterscheidens gefragt. Und letztendlich geht es um das Loslassen Ihres Egos, Ihres Seins und Ihrer Existenz auf diesem Planeten. Ich glaube, dass ein Großteil unserer Aktivitäten dazu dient, die Angst vor dem letzten und endgültigen Loslassen nicht zu spüren.

Die folgenden spagyrischen Rezepturen beleuchten das Thema Loslassen unter verschiedensten Aspekten. Unter anderem geht es darum, dass ein Loslassen auf der körperlich-materiellen Ebene auch ein Loslassen von Themen auf der Seelenebene auslösen kann. Ganz nach dem Prinzip, dass äußere Ereignisse innere Prozesse bedingen oder auslösen können. Bedenken Sie bitte bei der Dosierung, dass erst eine Dosierung auf geistiger Ebene notwendig ist – also 3 × 1 bis 3 × 3 Tropfen – um Bewusstsein zu schaffen. Sobald Sie spüren, dass aus dem Loslassen des Materiellen ein seelischer Prozess geworden ist, steigern Sie die Dosis zur Behandlung der seelischen Ebene von 3 × 4 auf 3 × 7 Tropfen in 24 Stunden.

ICH LASSE AUF SEELISCHER EBENE LOS

1. Basisrezeptur Phylak Sachsen GmbH (ICM)	
• Iris 1 • Convallaria majalis 1 • Malva silvestris 1	**Dosierung:** 3 × 4 bis höchstens 3 × 7 Tropfen täglich. Höchstdosis sind 21 Tropfen in 24 Stunden. **Wirkung:** Die erste Basisrezeptur wird Ihnen helfen, sich auf seelischer Ebene von einem Thema, einer Person oder einem Gegenstand abzunabeln. *Iris* lehrt Sie zudem, die vielfältigen Möglichkeiten des Lebens wieder wahrzunehmen. Dank *Convallaria majalis* werden Sie dabei Erleichterung spüren. *Malva silvestris* schließlich verleiht Ihnen genügend Energie für einen Quantensprung in Ihrem Leben.
Diese Basismischung zum Thema „Loslassen" können Sie mit allen anderen Mischungen oder einzelnen Pflanzen zu bestimmten Loslass-Themen kombinieren.	
CAVE: Durch Ergänzung der Basisrezepturen kann sich auch deren Dosierung ändern.	

Beispiel:
Wenn Sie sich ständig Sorgen über die Vergangenheit und die Zukunft machen, können Sie *Gentiana lutea* für „sich ständig über die Vergangenheit sorgen" und *Melissa* für „Sorgen über zukünftige Ereignisse" zur Basismischung hinzufügen. Die Rezeptur sieht dann so aus:

Rezeptur Phylak Sachsen GmbH	
• Iris 1 • Convallaria majalis 1 • Malva silvestris 1 • Gentiana lutea 1 • Melissa officinalis 1	**Dosierung:** 1 × 1 bis höchstens 3 × 3 Tropfen täglich. Höchstdosis sind neun Tropfen in 24 Stunden.

Es gibt viele Möglichkeiten, Ihre Pflanze(n) zu ermitteln. Denken Sie im Geiste darüber nach, was Sie loslassen möchten oder müssen. Dann können Sie sich z. B. eine Zahl von 1 bis 100 ausdenken und die Nummer im Pflanzenteil nachschlagen oder eine Pflanze wählen, von der Sie sich besonders angesprochen fühlen. Lesen Sie den Text über die Pflanze und entscheiden Sie, ob Sie sie mit in die Mischung aufnehmen.

ICH LASSE AUF GEISTIGER EBENE LOS

2. Basisrezeptur Phylak Sachsen GmbH (TCT)

- Tilia 1
- Chelidonium majus 1
- Nicotiana tabacum 1

Dosierung:
3 × 1 bis höchstens 3 × 3 Tropfen täglich.
Höchstdosis sind 9 Tropfen in 24 Stunden.

Wirkung:
Diese Basisrezeptur wird Ihnen helfen, auf geistiger Ebene loszulassen. *Chelidonium majus* lässt Sie die Bürden des Lebens loslassen und an die geistige Welt abgeben. Dank *Nicotiana tabacum* können Sie auch Dinge loslassen, von denen Sie gar nichts wissen. Und *Tilia* schließlich wird Ihnen eine Vision bescheren, der Sie nach dem Loslassen alter geistiger Themen entgegenstreben können.

Die zweite Basisrezeptur zum Thema „Loslassen“ können Sie ebenfalls mit allen anderen Mischungen oder einzelnen Pflanzen rund um das Thema „Loslassen“ kombinieren.

ICH LASSE AUF MATERIELLER EBENE LOS

3. Basisrezeptur Phylak Sachsen GmbH (AMT)	
• Achillea millefolium 1 • Malva silvestris 1 • Taxus baccata 1	**Dosierung:** 3 × 7 bis höchstens 3 × 9 Tropfen täglich. Höchstdosis sind 27 Tropfen in 24 Stunden. **Wirkung:** Diese Rezeptur wird Ihnen helfen, auf materieller Ebene loszulassen. Dabei unterstützt *Achillea millefolium* das Loslassen von gesellschaftlichen Konventionen. *Malva silvestris* rüstet Sie gewissermaßen für den Aufbruch zu neuen Ufern. Und dank *Taxus baccata* können Sie beim Loslassen die Energie des Adlers nutzen.
Auch die dritte Basisrezeptur zum Thema „Loslassen“ können Sie mit allen anderen Mischungen oder einzelnen Pflanzen zum Thema „Loslassen“ kombinieren.	

ICH LASSE UNGELÖSTE KONFLIKTE LOS

Rezeptur Phylak Sachsen GmbH	
• Iris 1 • Convallaria majalis 1 • Malva silvestris 1 • Drosera 1	**Dosierung:** Nehmen Sie von dieser Mischung 3 × 3 Tropfen täglich ein. **Wirkung:** Diese Rezeptur befreit Sie von allen Verstrickungen und Konflikten, die Sie in diesem Leben noch nicht gelöst haben und vielleicht auch nicht mehr werden lösen können.

ICH LASSE MEIN ALTES EGO LOS

Rezeptur Phylak Sachsen GmbH

- Iris 1
- Catharanthus roseus 1
- Malva silvestris 1

Dosierung:
Nehmen Sie von dieser Mischung 3 × 3 Tropfen täglich.

Wirkung:
Diese Mischung hilft Ihnen, das alte Ego loszulassen und Platz für ein neues Bewusstsein zu schaffen.

ICH BIN DIPLOMATISCH UND LASSE LOS

Rezeptur Phylak Sachsen GmbH

- Tilia 1
- Podophyllum peltatum 1
- Rauwolfia serpentina 1
- Achillea millefolium 1
- Malva silvestris 1
- Taxus baccata 1
- Vinca minor 1

Dosierung:
1 × 1 bis höchstens 3 × 3 Tropfen täglich.
Höchstdosis sind neun Tropfen in 24 Stunden.

Wirkung:
Diese Rezeptur hilft Ihnen, eine Problematik loszulassen bzw. zu umgehen und einen Kompromiss zu schließen. Sie ist sehr hilfreich beim Umgang mit Ämtern oder mit Personen aus Ihrem Umfeld, mit denen Sie Probleme haben.

ICH LASSE LOS UND ERLEBE DIE LEICHTIGKEIT DES SEINS

Rezeptur Phylak Sachsen GmbH

- Achillea millefolium 1
- Malva silvestris 1
- Taxus baccata 1
- Podophyllum peltatum 1
- Achillea millefolium 1
- Solidago virgaurea 1
- Ephedra 1
- Humulus lupulus 1
- Tilia 1
- Pilocarpus 1
- Quercus 1

Dosierung:
1 × 1 bis höchstens 3 × 3 Tropfen täglich. Höchstdosis sind 9 Tropfen in 24 Stunden.

Wirkung:
Bei dieser Mischung geht es um große und revolutionäre Veränderungen in Ihrem Leben, die Sie mit großer Leichtigkeit erfahren können. Alles Schwere, sei es materiell oder geistig, wird von Ihnen abfallen und Sie fühlen, dass Sie sich mit leichtem Gepäck auf einen neuen, großartigen Weg begeben. In entscheidenden Lebensphasen, in denen große Veränderung anstehen, helfen Ihnen diese Pflanzen, loszulassen, sich zu emanzipieren und Ihren Weg unabhängig von der allgemein gültigen Meinung in der Gesellschaft zu gehen.

ICH LASSE LOS
UND GEHE DABEI DEN DINGEN AUF DEN GRUND

Rezeptur Phylak Sachsen GmbH

- Podophyllum peltatum 1
- Rhus toxicodendron 1
- Achillea millefolium 1
- Malva silvestris 1
- Taxus baccata 1
- Vinca minor 1
- Tilia 1
- Pilocarpus 1
- Quercus 1

Dosierung:
1 × 1 bis höchstens 3 × 3 Tropfen täglich. Höchstdosis sind 9 Tropfen in 24 Stunden.

Wirkung:
Diese Mischung bitte nur anwenden, wenn Sie ganz sicher sind, dass Sie den Dingen, die Sie loslassen wollen, zuvor noch auf den Grund gehen wollen. Diese Mischung wird Sie mit Ihren tiefsten Bewusstseinsschichten in Berührung bringen.

CAVE: Nur bedingt zur Einnahme ohne professionelle Begleitung geeignet!

Bei einer Psychoanalyse oder einer existentiellen Lebenskrise können Sie als „Stopper" *Allium cepa* dazugeben, um langsam und in Ihrem Rhythmus Schicht für Schicht zur wahren Ursache des Problems vorzudringen und dann loszulassen. Diese Mischung sieht dann wie folgt aus:

Rezeptur Phylak Sachsen GmbH

- Podophyllum peltatum 1
- Rhus toxicodendron 1
- Achillea millefolium 1
- Malva silvestris 1
- Taxus baccata 1
- Vinca minor 1
- Allium cepa 1
- Tilia 1
- Pilocarpus 1
- Quercus 1

Die folgende abgewandelte Mischung wird allgemein besser vertragen, da nicht schonungslos alle Lebensthemen bewusst werden. Sie können auch zuerst diese Variante nehmen und erst danach die oben beschriebene.

Rezeptur Phylak Sachsen GmbH – sanftere Variante

- Tilia 1
- Podophyllum peltatum 1
- Rauwolfia serpentina 1
- Achillea millefolium 1
- Malva silvestris 1
- Taxus baccata 1
- Vinca minor 1
- Allium cepa 1
- Tilia 1

ICH LÖSCHE MEINE ALTEN MUSTER

Rezeptur Phylak Sachsen GmbH

- Iris 1
- Convallaria majalis 1
- Malva silvestris 1
- Sambucus nigra 1
- Ruta graveolens1
- Viscum album 1
- Nicotiana tabacum 1

Dosierung:
Nehmen Sie von dieser Mischung 3 × 3 Tropfen täglich.

Wirkung:
Diese Mischung hilft Ihnen, alte Muster, die Sie blockieren, loszulassen und durch neue, lebensfördernde zu ersetzen.

ICH LASSE DIE VERGANGENHEIT VOLLSTÄNDIG LOS

Rezeptur Phylak Sachsen GmbH

- Iris 1
- Convallaria majalis 1
- Malva silvTestris 1
- Viscum album 1

Dosierung:
Nehmen Sie von dieser Mischung 3×7 Tropfen täglich.

Wirkung:
Diese Rezeptur ist für Menschen geeignet, die ständig in der Vergangenheit leben und der Meinung sind, dass früher alles besser war. Mit dieser Mischung kommen Sie in der Gegenwart an und lassen nostalgisches Schweifen allmählich sein.

ICH LASSE DIE VERGANGENHEIT VOLLSTÄNDIG LOS UND SCHREITE MUTIG AUF MEINEM LEBENSWEG VORAN

Rezeptur Phylak Sachsen GmbH

- Iris 1
- Convallaria majalis 1
- Malva silvestris 1
- Podophyllum peltatum 1
- Achillea millefolium 1
- Solidago virgaurea 1
- Vinca minor 1
- Arnica montana 1
- Lycopodium clavatum 1
- Quercus 1
- Humulus lupulus 1

Dosierung:
1×1 bis höchstens 3×3 Tropfen täglich. Höchstdosis sind 9 Tropfen in 24 Stunden.

Wirkung:
Mit dieser Mischung können Sie Ihre Vergangenheit vollständig loslassen und ohne Belastungen mutig in die Zukunft schreiten. Sie wissen, dass es nicht nur um das Loslassen, sondern um einen völligen Neuanfang geht. Diese Mischung wird Ihnen helfen, das Loslassen als Befreiung und nicht als angstbesetzten Zustand zu erleben. Sie schreiten mutig mit einem Konzept und einer Vision voran, nachdem Sie Altes und Belastendes losgelassen haben.

ICH LASSE LOS AUF SPIRITUELLER EBENE (Phase 1)

Rezeptur Phylak Sachsen GmbH	
• Iberis amara 1 • Coffea arabica 1 • Malva silvestris 1	**Dosierung:** Diese Mischung nur als Spray für die Aura verwenden. Mehrmals tgl. 1 Hub in die Aura, also über den Kopf in Ihr Energiefeld einsprühen.

ICH LASSE LOS AUF SPIRITUELLER EBENE (Phase 2)

Rezeptur Phylak Sachsen GmbH	
• Iberis amara 1 • Coffea arabica 1 • Melilotus officinale 1	**Dosierung:** Mehrmals tgl. einen Hub in die Aura sprühen. **Wirkung:** Diese beiden Mischungen sollen Ihnen helfen, auf spiritueller Ebene loszulassen. Viele Dinge, die dem Menschen im Laufe eines Lebens passieren, können auf der Körper-, Seele- oder Geist-Ebene nicht gelöst werden. Deshalb ist es wichtig, bei schwerwiegenden Störungen, Erkrankungen oder Verletzungen, diese Mischungen zu verwenden.

Sie können beide Mischungen im täglichen Wechsel verwenden. Also an einem Tag die eine Mischung und am anderen Tag die nächste.

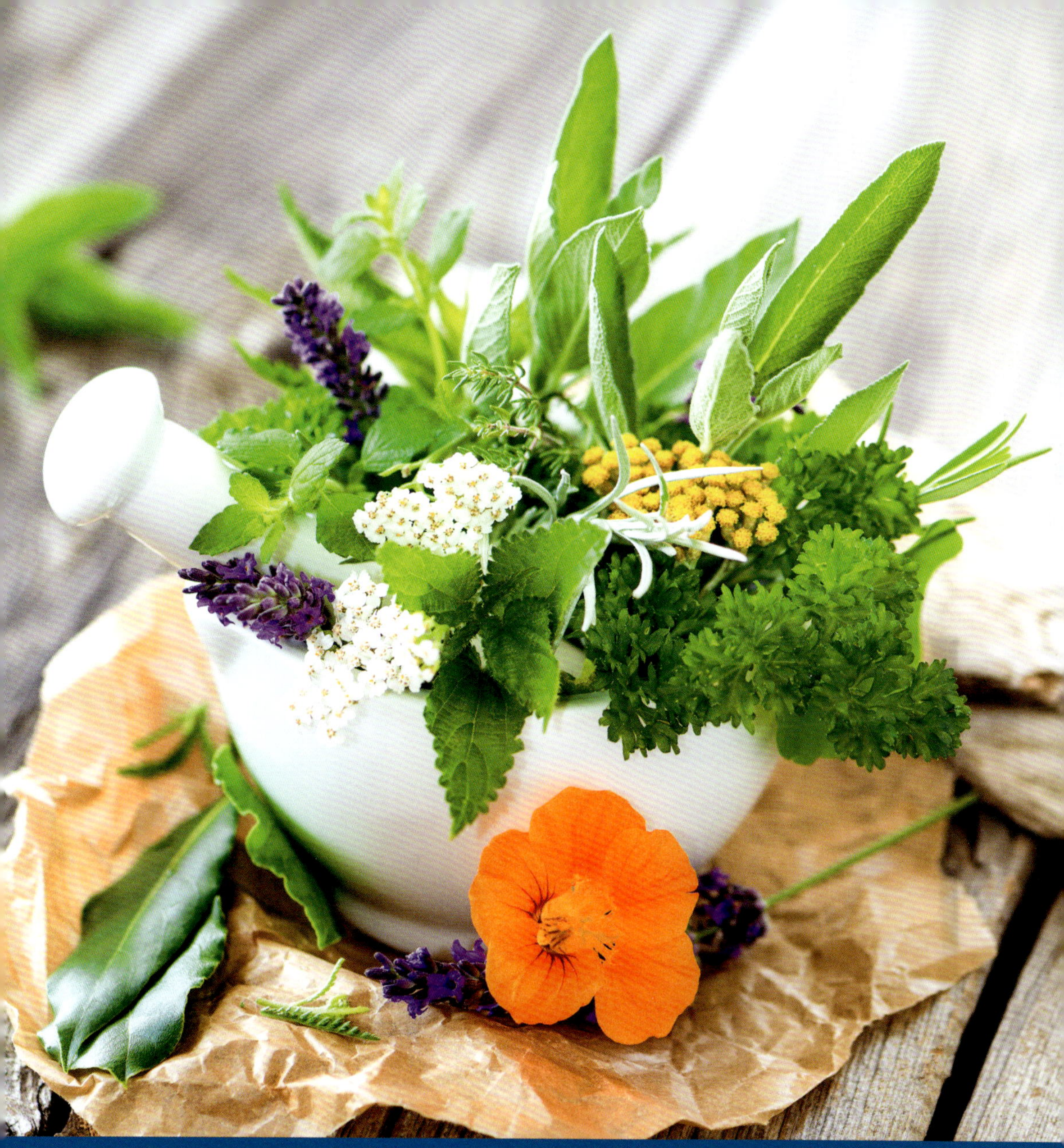

Anhang

Übersicht spagyrischer Pflanzen

Pflanze	energetisch-spagyrische Bedeutung	traditionelle körperliche Anwendung
1 Achillea millefolium (Schafgarbe)		
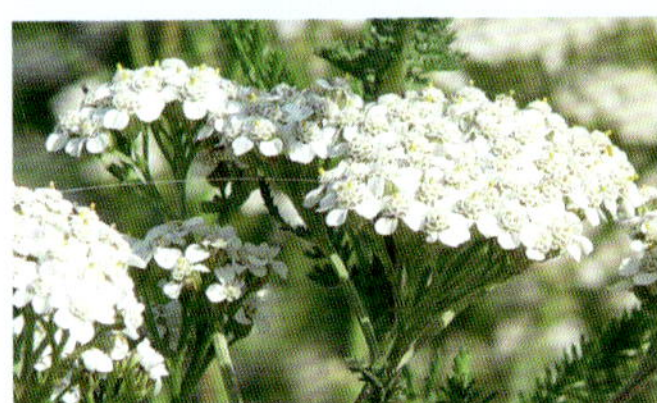	▸ Emanzipation, Venus, Achillesferse, Paracelsusmittel ▸ Befreiung von gesellschaftlichen Zwängen	▸ Mittel für Leber-, Blasen- und Nierenbeschwerden ▸ Förderung der Gallensekretion ▸ Phytohormon
2 Aconitum napellus (Eisenhut, Echter Sturmhut)		
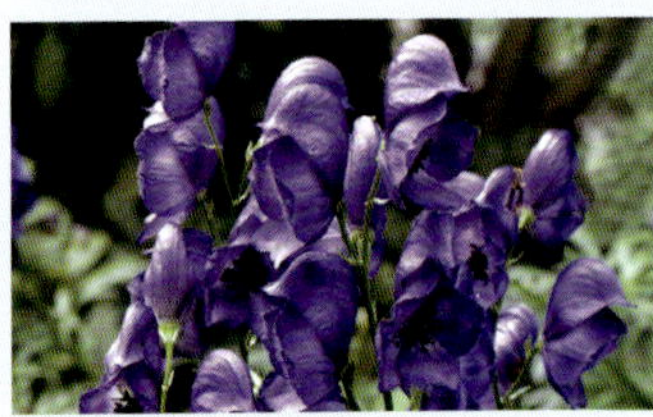	▸ bestes Mittel bei Blockade, Schock, Todesangst, auch aus verschiedenen Inkarnationen ▸ Verschiebung der Aura durch einen Schock und darauf folgendes energetisches Ungleichgewicht	▸ beruhigend ▸ schmerzlindernd ▸ schocklösend
3 Aesculus hippocastanum (Rosskastanie)		
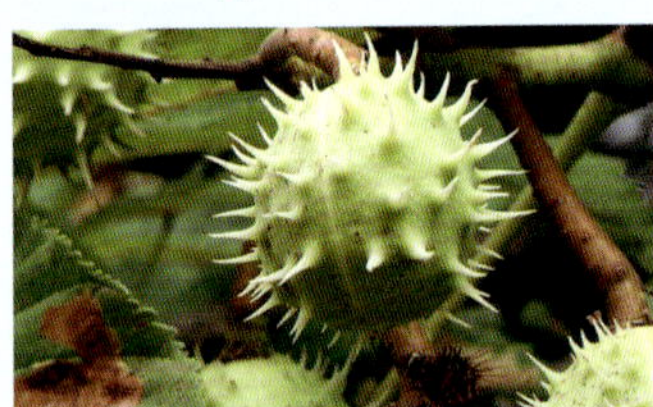	▸ mangelndes Selbstvertrauen ▸ sich wiederholende Gedanken ▸ fehlende Schlagfertigkeit in Gesprächen	▸ venenstärkend ▸ durchblutungsfördernd ▸ entzündungshemmend ▸ schmerzlindernd
4 Agnus castus (Keuschlamm, Mönchspfeffer)		
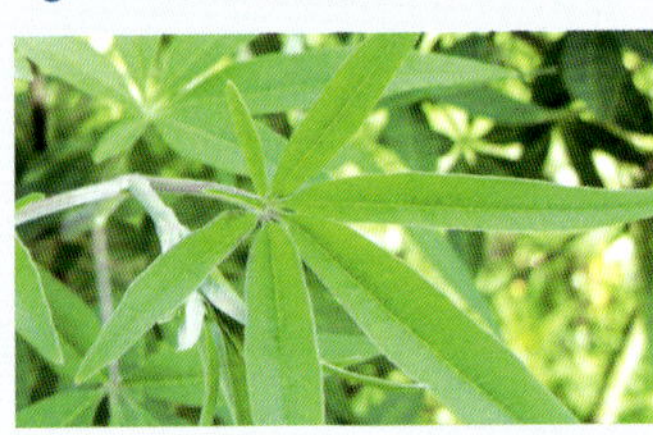	▸ als Marionette missbraucht werden ▸ ein Opferdasein führen ▸ Hingabe bis zur Selbstaufgabe	▸ „Frauenmittel", ähnelt in seiner Wirkung dem weiblichen Hormon Progesteron ▸ hormonregulierend

Pflanze	energetisch-spagyrische Bedeutung	traditionelle körperliche Anwendung
5 Allium cepa (Küchenzwiebel)		
	▸ Pflanze der Erinnerung, sich Schicht für Schicht zurückerinnern können ▸ den eigenen Rhythmus finden	▸ entzündungshemmend ▸ antibakteriell ▸ Fließschnupfen hemmend
6 Allium sativum (Knoblauch)		
	▸ Probleme wiederholen sich ständig ▸ Probleme Schicht für Schicht angehen und lösen ▸ sich abgelehnt fühlen ▸ Erinnerungslücken in der Biografie	▸ antibiotisch ▸ antiviral ▸ antibakteriell ▸ fungizid ▸ gefäßerweiternd ▸ entzündungshemmend
7 Amygdala amara (Bittere Mandel)		
	▸ Schutzschicht in den verschiedenen Aurakörpern ▸ einen stabilen Anker haben, sich sicher fühlen ▸ gelbe Aura ▸ 8. Chakra mit Zugang zur Akasha-Chronik	▸ entzündungshemmend ▸ wichtigstes infektionshemmendes Mittel, vor allem bakterieller Art ▸ Immunsystem
8 Angelica archangelica (Engelwurz)		
	▸ Schutzengel mit Verbindung zwischen Erzengeln und den Schutzengeln ▸ neue Identität entwickeln ▸ energetisches Gleichgewicht in allen Aurakörpern ▸ spirituelle Weiterentwicklung wird gefördert	▸ Förderung der Magensaftsekretion ▸ Förderung der Gallensekretion ▸ harn- und schweißtreibend ▸ antiseptisch
9 Aralia racemosa (Amerikanische Narde)		
	▸ harmonische Kommunikation ▸ Einheit in der Freiheit finden ▸ sich ausdrücken können, die richtigen Worte finden	▸ schleimlösend ▸ schleimhautabschwellend ▸ antiallergisch

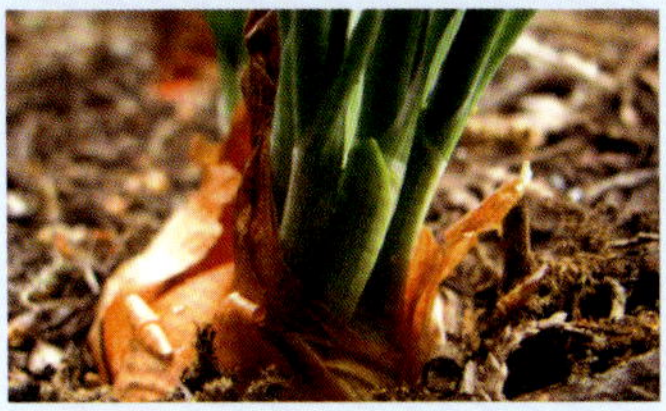

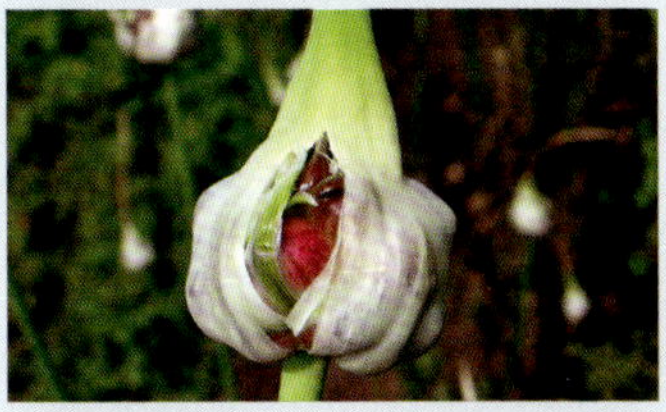

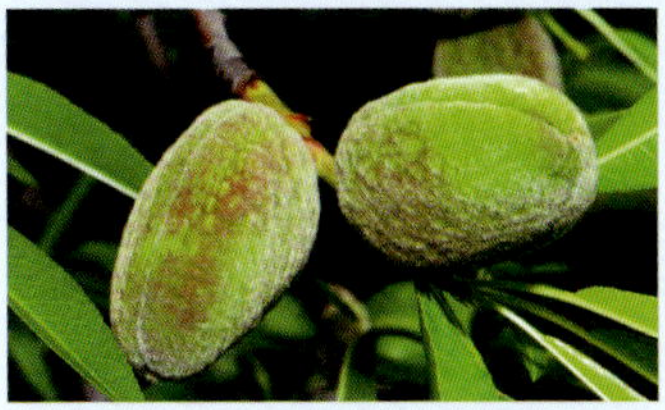

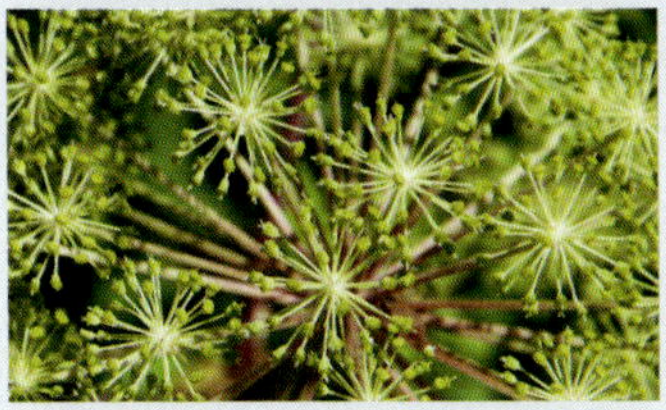

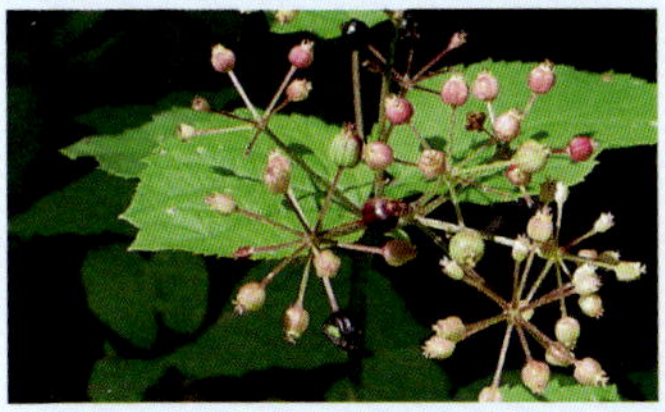

Pflanze	energetisch-spagyrische Bedeutung	traditionelle körperliche Anwendung
10 Arnica montana (Bergarnika)		
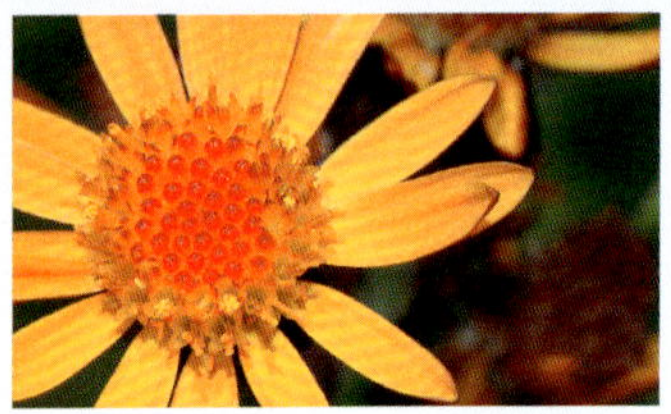	▸ Wertschätzung ▸ Aufwertung des eigenen Selbst ▸ einen Joker zur Lösung eines Problems finden ▸ alle Ereignisse im Monat Juni ▸ Sonnenwende als Symbol für den Übergang in ein spirituelles Lebenskonzept	▸ entzündungshemmend ▸ wundheilungsfördernd ▸ schmerzlindernd, gilt auch als das „Aspirin der Phytotherapie"
11 Artemisia absinthium (Wermut)		
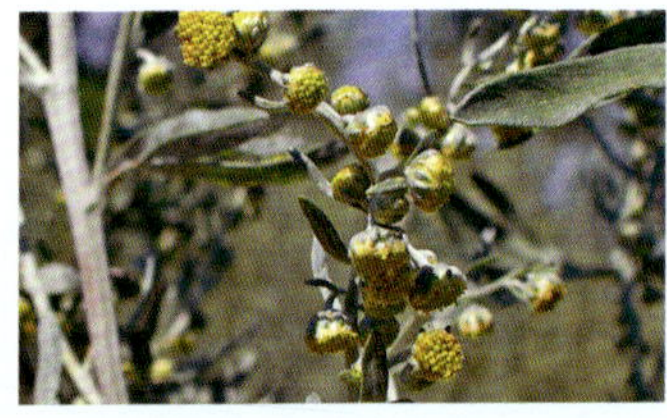	▸ Göttin der Hebamme ▸ alle Probleme, die mit einer nicht gelebten Inkarnation in Verbindung stehen ▸ sich weigern, einen neuen Lebensweg einzuschlagen ▸ einen Geburtskanal durchschreiten müssen	▸ verdauungsfördernd ▸ krampflösend ▸ blähungswidrig ▸ cholesterinsenkend
12 Artemisia vulgaris (Beifuß)		
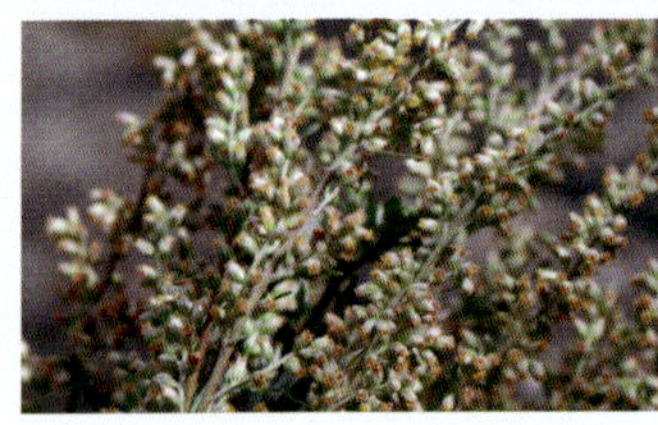	▸ Göttin der Hebamme ▸ alle Probleme, die mit einer nicht gelebten Inkarnation in Verbindung stehen ▸ sich weigern, einen neuen Lebensweg einzuschlagen ▸ einen Geburtskanal durchschreiten müssen	▸ krampflösend ▸ tonisierend ▸ appetitanregend ▸ schleimhautschützend
13 Avena sativa (Hafer)		
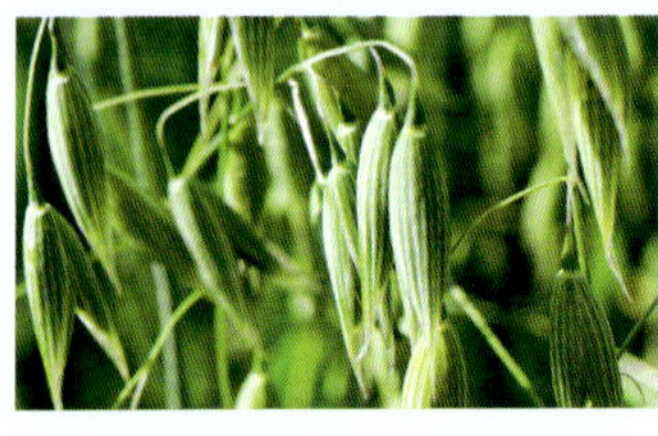	▸ Zukunftsangst ▸ sich nach Schicksalsschlägen schnell wieder regenerieren können ▸ sein Schicksal nehmen und erhobenen Hauptes seinen Lebensweg weiter beschreiten	▸ tonisierend ▸ beruhigend ▸ regenerierend
14 Belladonna atropa (Tollkirsche)		
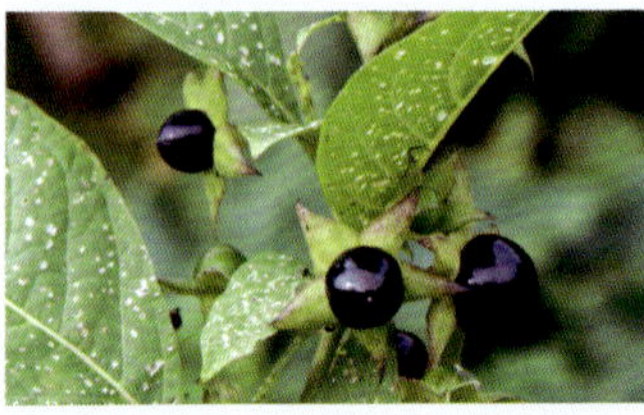	▸ Überreizung aller Sinne ▸ Verkrampfung ▸ der Mensch „am Anschlag" ▸ Dampfkessel, der kurz vor dem Überkochen ist	▸ entspannend ▸ entzündungshemmend ▸ krampfstillend

Pflanze	energetisch-spagyrische Bedeutung	traditionelle körperliche Anwendung
15 Bellis perennis (Gänseblümchen)		
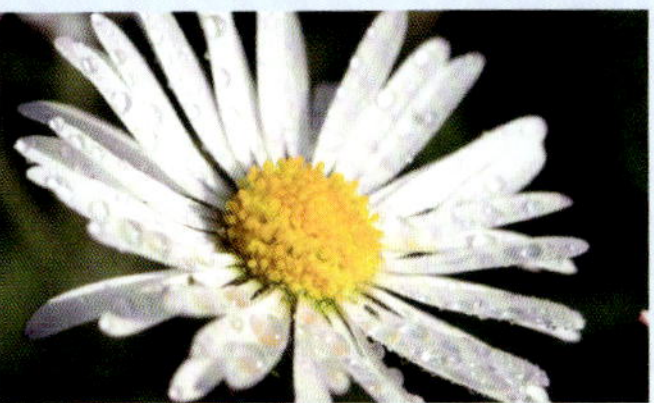	▸ tiefe Verletzungen ▸ energetisches Erbe der Eltern ▸ Lebensvertrag neu entdecken ▸ zurück auf den Lebensweg	▸ wundheilend ▸ stoffwechselanregend ▸ entzündungshemmend ▸ antibakteriell ▸ blutstillend
16 Betula alba (Weiße Birke)		
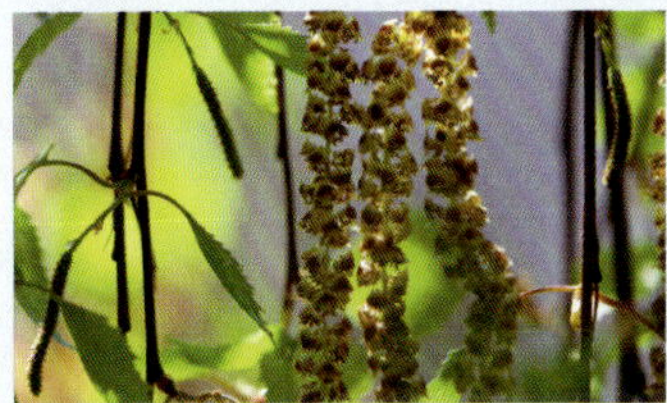	▸ Neuanfang ▸ Reinigung aller Energiekörper ▸ den goldenen Schlüssel für sein Leben wiederfinden ▸ Lösung ▸ den karmischen Lebensvertrag entdecken und leben	▸ blutreinigend ▸ ableitend ▸ schweiß- und harntreibend ▸ Lymphsystem
17 Bryonia alba (Zaunrübe)		
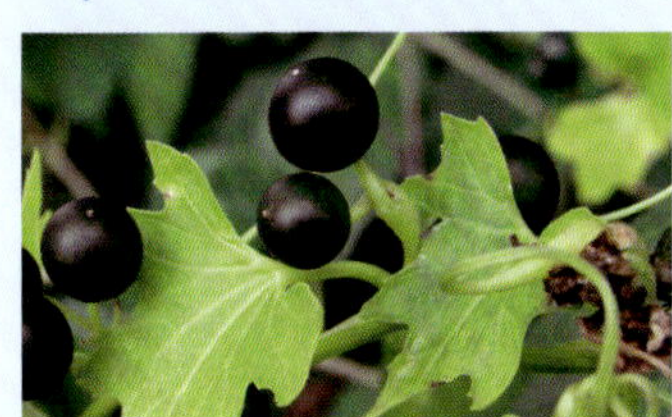	▸ Ruhe ▸ Bremse ▸ sicherer Hafen ▸ verwurzelt uns bei großer Unsicherheit	▸ entzündungshemmend ▸ abführend ▸ schweiß- und harntreibend ▸ ableitend
18 Calendula officinalis (Ringelblume)		
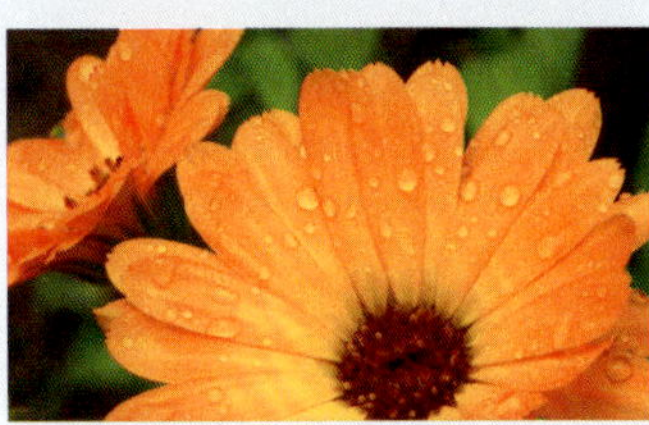	▸ Heilung auf körperlicher, seelischer und geistiger Ebene ▸ sich Sorgen machen	▸ wundheilungs- und granulationsfördernd ▸ entzündungshemmend
19 Cardiospermum halicacabum (Ballonpflanze, Herzsame)		
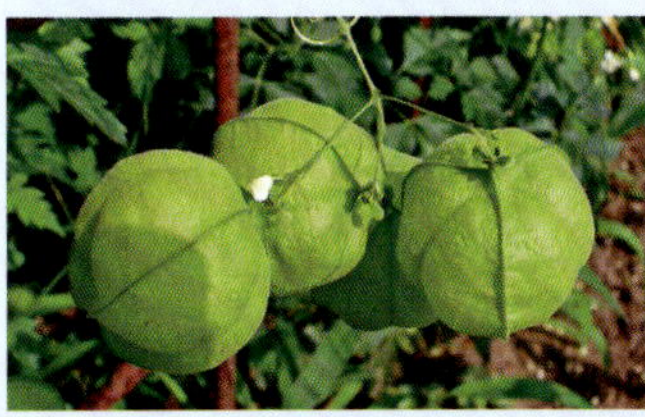	▸ Quantensprung mit Gottes Hilfe ▸ Verantwortung übernehmen ▸ freier Wille ▸ alle Störungen, die mit nicht gelebter Liebe einhergehen	▸ juckreizstillend ▸ heilungsfördernd ▸ antiallergisch ▸ entzündungshemmend ▸ schmerzlindernd

Pflanze	energetisch-spagyrische Bedeutung	traditionelle körperliche Anwendung
20 Carduus marianus (Mariendistel)		
	‣ Erlöst von großer innerer Unruhe ‣ Ungeduld ‣ Vertrauen statt Zweifel ‣ Starrsinn aufgeben	‣ leberschützend ‣ regt Leberfunktion an ‣ Förderung der Gallensekretion ‣ stauungsmindernd
21 Chelidonium majus (Schöllkraut)		
	‣ Verantwortung übernehmen für alle Handlungen und Worte ‣ das eigene Joch nehmen und tragen können ‣ Erneuerung des Denkens und Handelns ‣ Umwandlung nicht gelebter Potenziale	‣ Funktionsstörungen der Leber ‣ Sekretionsstörungen der Galle
22 China (Chinarinde)		
	‣ Dynamik ‣ etwas wagen ‣ nicht ausgeschöpftes Potenzial ‣ mit angezogener Handbremse durchs Leben gehen	‣ stärkend ‣ tonisierend ‣ durchblutungsfördernd ‣ schmerzlindernd
23 Cimicifuga racemosa (Wanzenkraut)		
	‣ Trennung ‣ Gebärmutter ‣ fehlende Einheit von Körper, Seele, Geist ‣ Verlust des Seelenpartners ‣ Syndrom des verlorenen Zwillings	‣ Regulation des Hormonhaushaltes ‣ schmerzstillend ‣ Phytoöstrogen
24 Convallaria majalis (Maiglöckchen)		
	‣ Mitgefühl entwickeln ‣ Öffnung zum Leben ‣ Trost erhalten und weitergeben	‣ Förderung der Leistungsfähigkeit des Herzmuskels ‣ nervöse Herzbe-schwerden

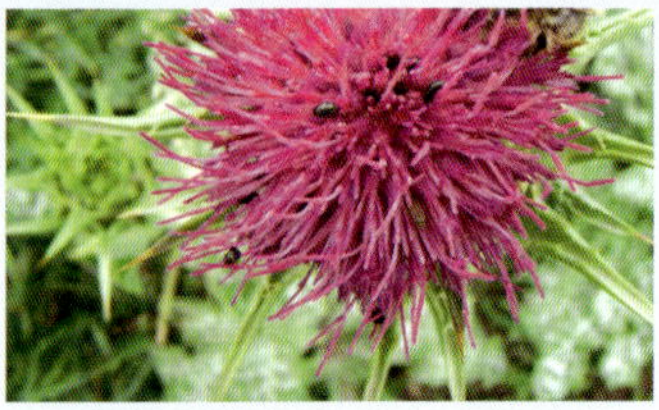

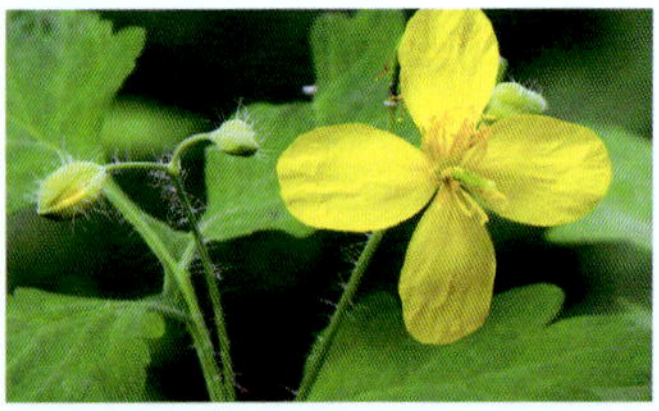

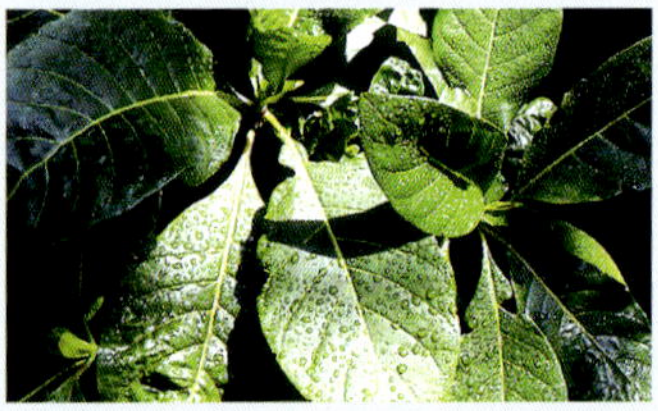

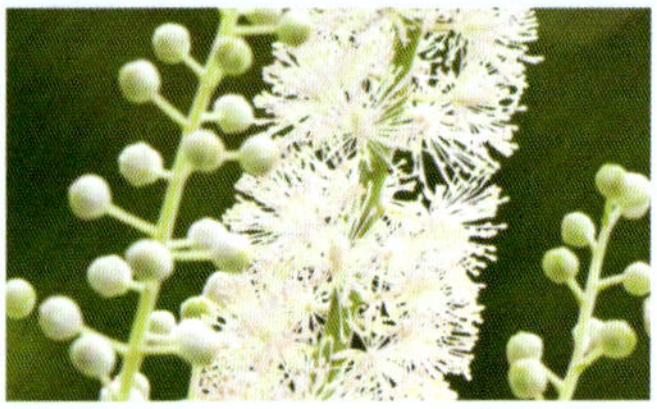

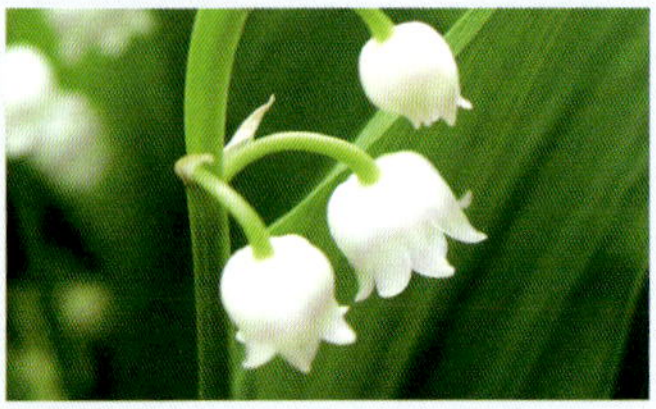

Pflanze	energetisch-spagyrische Bedeutung	traditionelle körperliche Anwendung
25 Crataegus (Weißdorn)		
	▸ Öffnung des Herzens ▸ Nächstenliebe ▸ Hilfsbereitschaft entwickeln	▸ herzstärkend ▸ blutdruckregulierend ▸ Altersherz
26 Cynara scolymus (Artischocke)		
	▸ Entwicklung unserer Logik und Intuition ▸ Befreiung vom Zeitgeist ▸ Aufhebung des Besitzzwangs	▸ Senkung des Cholesterinspiegels ▸ regt Leberfunktion an ▸ Förderung der Gallensekretion
27 Drosera (Sonnentau)		
	▸ Verständigung, sich ausdrücken ▸ Aggression gegen sich selbst ▸ seine Meinung aufrichtig äußern ▸ neue Periode	▸ hustenreizstillend ▸ schleimlösend ▸ Krampfhusten
28 Echinacea (angustifolia) (Schmalblättrige Kegelblume)		
	▸ Akzeptanz der Inkarnation ▸ Probleme der Kindheit kommen an die Oberfläche ▸ Ausbildung fehlender Wurzeln	▸ resistenzfördernd ▸ entzündungshemmend ▸ antiseptisch
29 Echinacea pallida (Blasser Sonnenhut)		
	▸ Überwindung des Egos ▸ geistiger Aspekt der Inkarnation ▸ verbessert Zugang zum kosmischen Vater	▸ resistenzfördernd ▸ entzündungshemmend

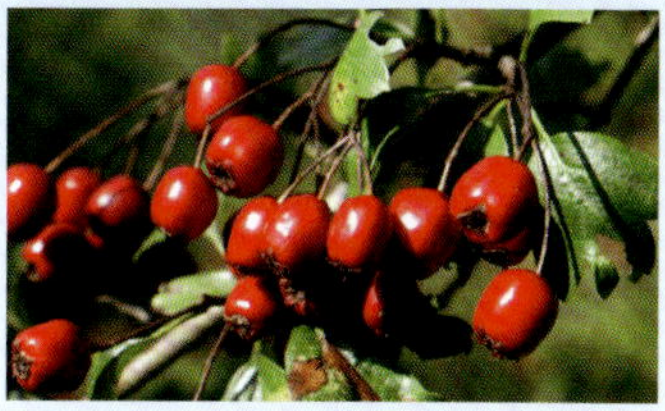

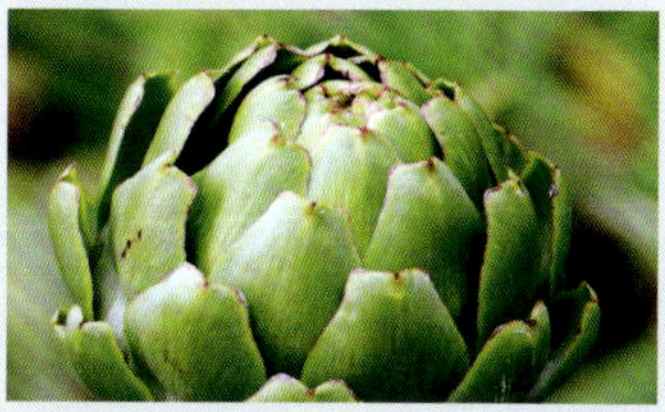

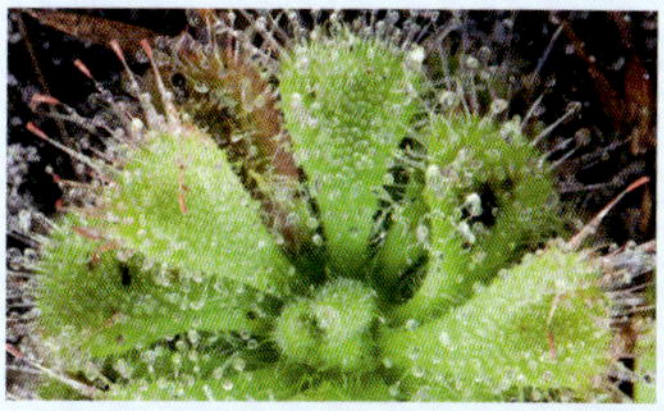

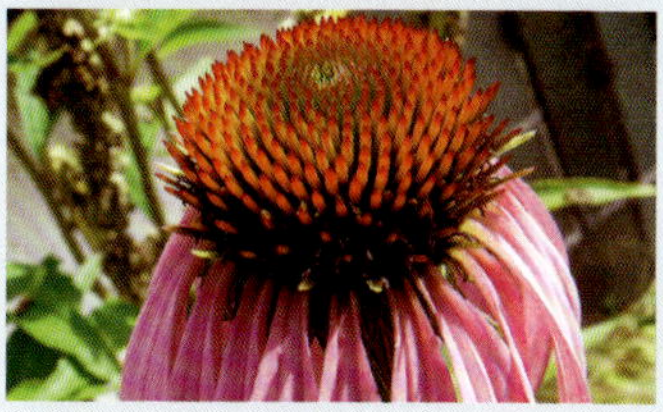

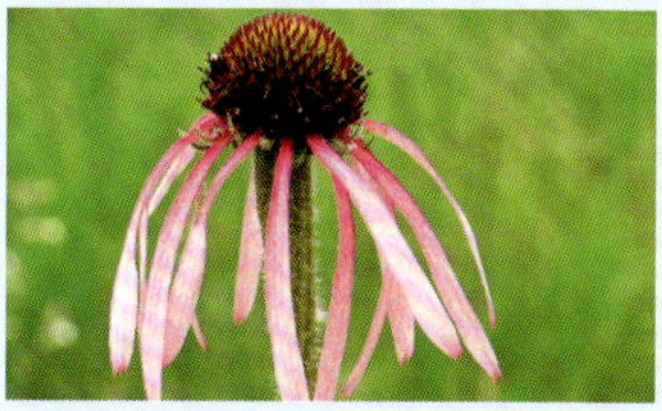

Pflanze	energetisch-spagyrische Bedeutung	traditionelle körperliche Anwendung
30 Eleutherococcus senticosus (Ginseng)		
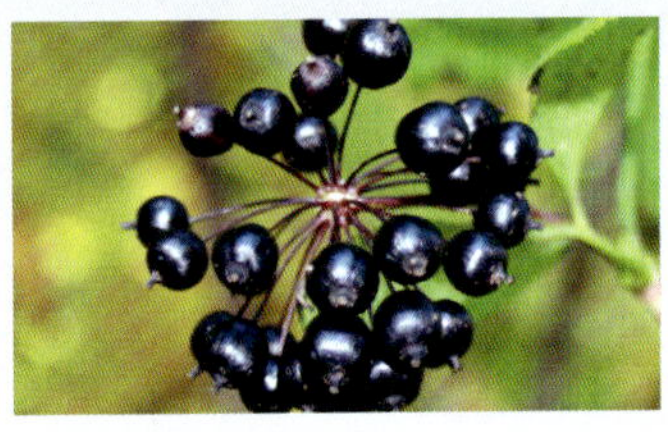	▸ Verrat aufdecken, sowohl fremden als auch an der eigenen Person ▸ Anpassung an schwierige Lebenssituationen ▸ aus einer Situation herauskatapultiert werden	▸ Förderung der immunologischen Resistenz ▸ stärkend ▸ harmonisierend ▸ aufbauend ▸ wundheilungsfördernd
31 Ephedra (Meerträubchen)		
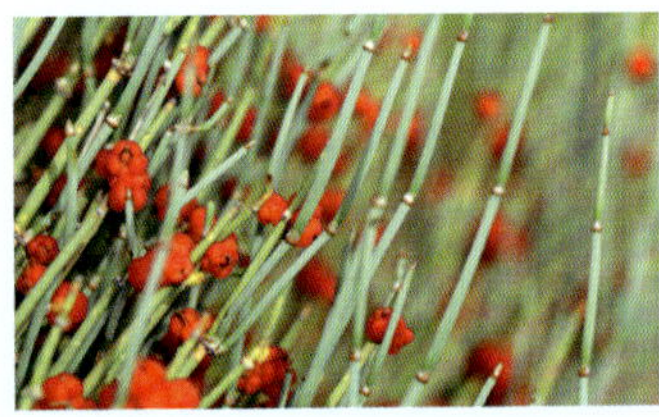	▸ Erleichterung für Seele, Körper und Geist finden ▸ optimistisch in die Zukunft blicken können ▸ „Kick", um etwas zu beginnen	▸ schleimlösend ▸ Bronchialhusten ▸ Asthma ▸ Heuschnupfen ▸ Katarrhe der oberen Atemwege
32 Equisetum arvense (Schachtelhalm)		
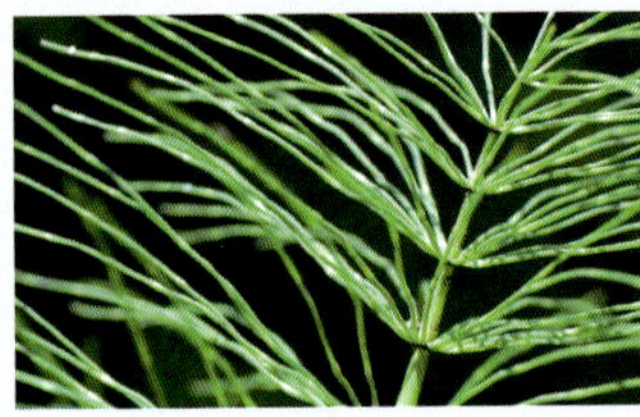	▸ Ausgleich von fehlender Zuneigung in der Kindheit ▸ stressanfällig ▸ gibt Gleichgewicht und Stabilität	▸ harntreibend ▸ entschlackend ▸ remineralisierend für Knochen und Haut
33 Eupatorium perfoliatum (Wasserhanf)		
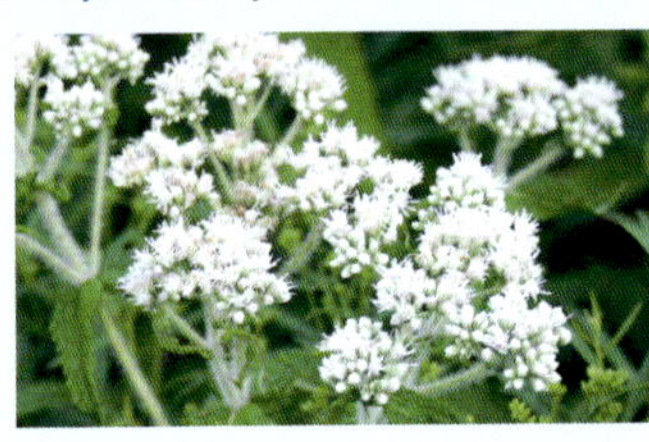	▸ Ursache herausfinden und entlarven, Dingen auf den Grund gehen ▸ Gleichgewicht entwickeln in allen Lebensbereichen	▸ harntreibend ▸ schweißtreibend ▸ schmerzlindernd ▸ tonisierend ▸ immunstimulierend ▸ leberstärkend
34 Euphrasia (Augentrost)		
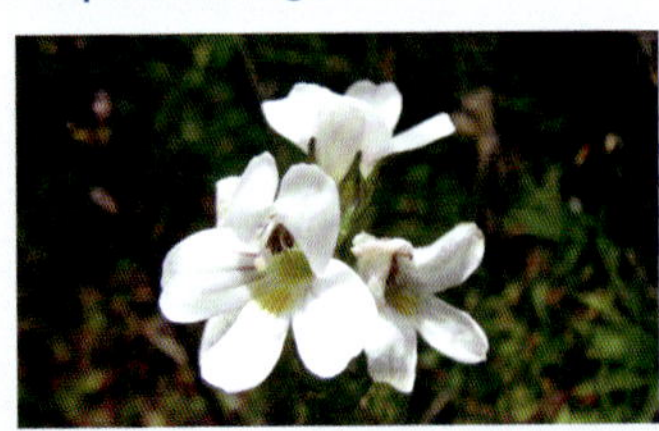	▸ verhilft zur Bewusstwerdung ▸ Intuition entwickeln ▸ erweiterte Wahrnehmung ins Leben integrieren	▸ entzündungshemmend ▸ stärkend für das zentrale Nervensystem ▸ Augenmittel für physikalisches und energetisches Sehen

Pflanze	energetisch-spagyrische Bedeutung	traditionelle körperliche Anwendung
35 Fagopyrum esculentum (Buchweizen)		
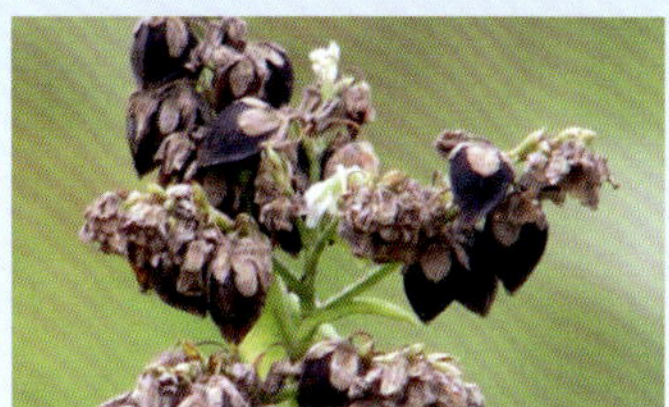	‣ hilft, sein Lebenskreuz zu tragen ‣ Stabilität ‣ Ausgleich von Yin und Yang ‣ Einsamkeit ins Leben integrieren	‣ Regulierung der Leberfunktion ‣ Funktionssystem Leber-Galle
36 Fucus (Blasentang)		
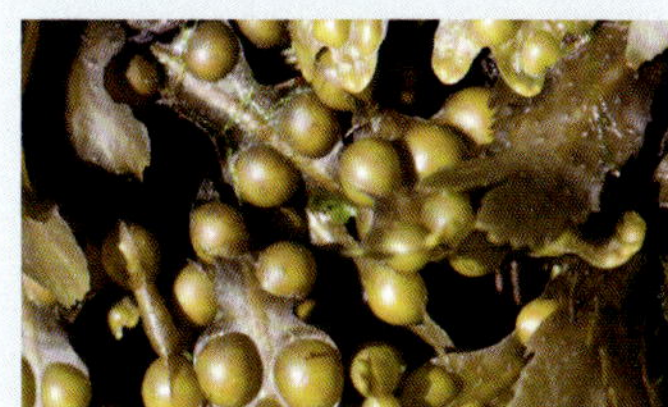	‣ ohne Wurzeln sein ‣ Kundalini-Energie erwecken können ‣ spirituelle Liebe ausbilden	‣ stoffwechselregulierend bei Störungen der Schilddrüse ‣ reguliert das Hormonsystem inklusive der Hypophyse
37 Galium odoratum (Waldmeister)		
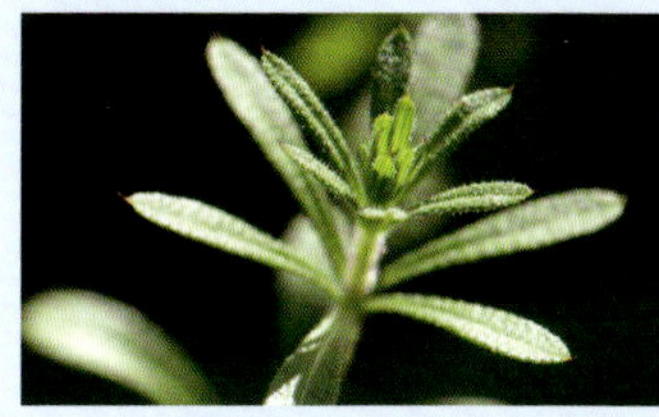	‣ Harmonie ‣ Beruhigung ‣ Katalysator ‣ Neutralität ‣ Regenbogen ‣ alle Farben der Aura	‣ Stimulierung der Leberfunktion ‣ Förderung der Gallensekretion ‣ verdauungsfördernd
38 Gelsemium sempervirens (Wilder Jasmin)		
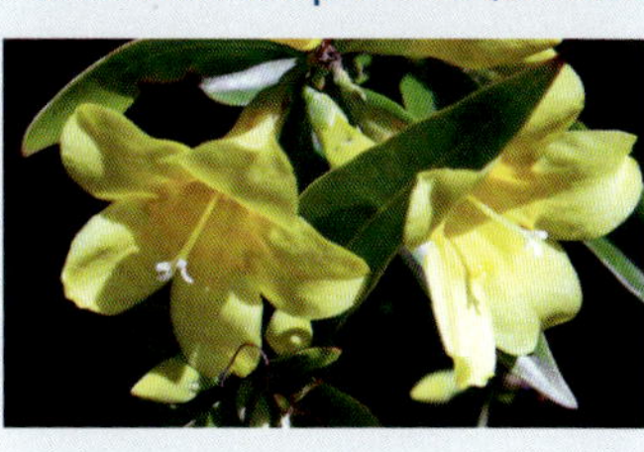	‣ Erwartungsangst ‣ unbegründete Furcht ‣ lähmende Ängste auflösen	‣ beruhigend ‣ schmerzlindernd
39 Gentiana lutea (Enzian)		
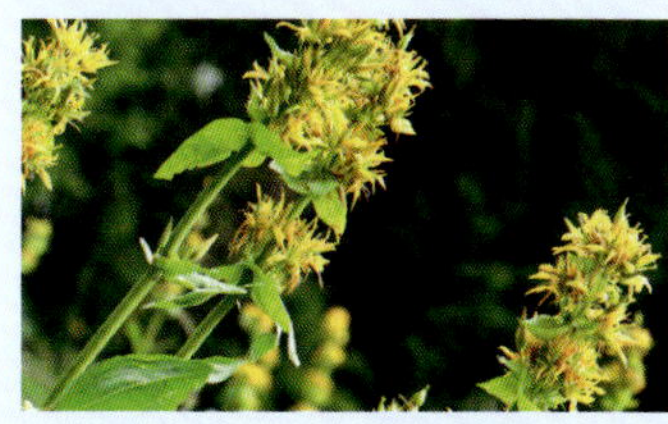	‣ Demütigung ertragen und lebensfördernd umsetzen ‣ soziale Ungerechtigkeit ins Leben integrieren ‣ sich von Scham befreien ‣ Familiengeheimnisse aufdecken und in die Biografie integrieren	‣ stimulierend ‣ funktionsregulierend ‣ blutbildend ‣ fiebersenkend

Pflanze	energetisch-spagyrische Bedeutung	traditionelle körperliche Anwendung
40 Ginkgo biloba (Ginkgobaum) 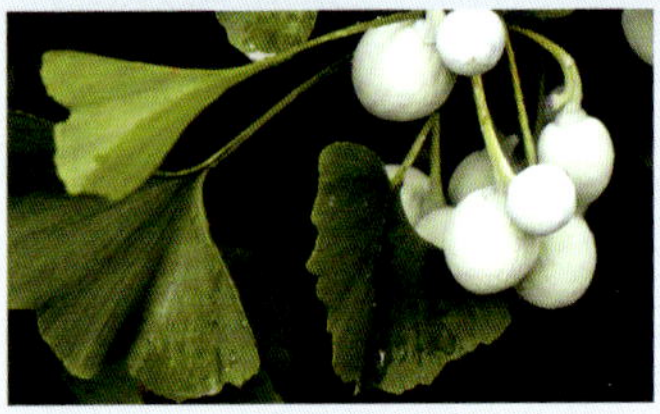	▸ alle Ebenen des Geistes ▸ sich erinnern ▸ neues und befreiendes Denken aktivieren	▸ gefäßerweiternd ▸ durchblutungsfördernd ▸ leberstärkend
41 Humulus lupulus (Hopfen) 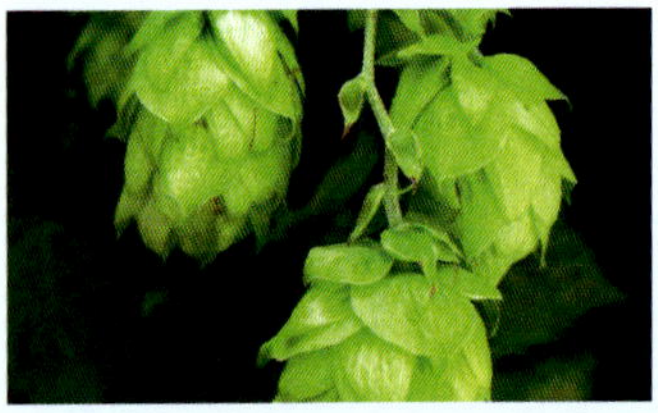	▸ Fortschreiten in seiner Entwicklung ▸ Vertrauen in die Zukunft entwickeln ▸ sich an die neuen Gegebenheiten im Leben anpassen können ▸ Integration in neue Systeme	▸ beruhigend ▸ schlaffördernd ▸ hormonregulierend ▸ verdauungsfördernd
42 Hydrastis canadensis (Kanadische Gelbwurz) 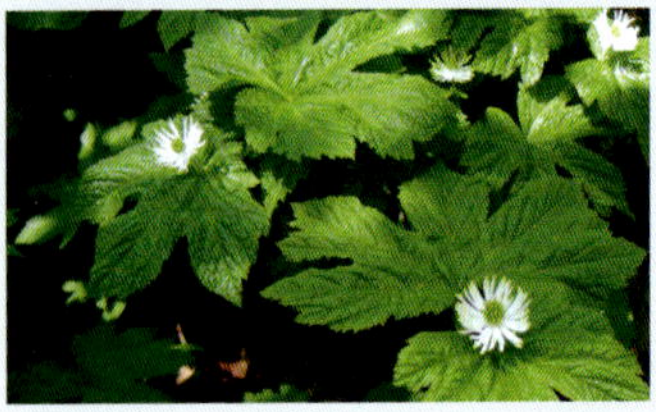	▸ Wasserhaushalt ausgleichen ▸ falsche Lebensprogramme entlarven und neue lebensfördernde Prozesse beginnen ▸ Löschen des Gehirnspeichers alter karmischer Informationen, die nicht mehr gebraucht werden	▸ entzündungshemmend ▸ antiseptisch ▸ Anregung der Schleimsekretion ▸ antiviral ▸ antibakteriell ▸ antimykotisch
43 Hypericum perforatum (Johanniskraut) 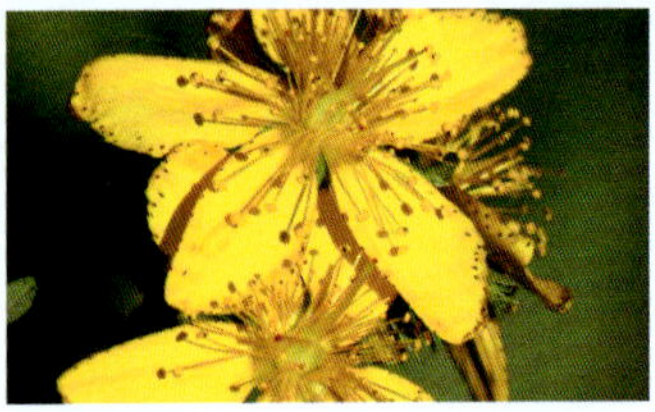	▸ Ausgleich fehlender Sonnenenergie ▸ geistiger Aspekt des Vaters ▸ fehlende Liebe des Vaters ▸ Licht für die Zellen	▸ beruhigend ▸ antidepressiv ▸ schmerzlindernd ▸ entzündungshemmend ▸ „Arnica der Nerven" ▸ Zentrales Nervensystem
44 Iris (Schwertlilie) 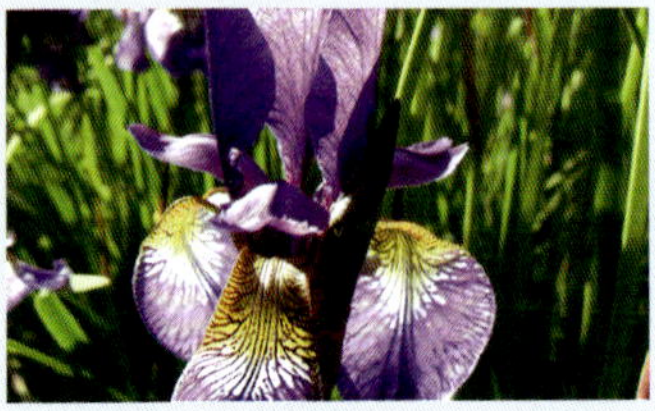	▸ mehr sehen und wahrnehmen können ▸ sich leicht von den wirklich wichtigen Dingen im Leben ablenken lassen ▸ Schuldgefühle aufdecken ▸ Wunsch nach Besitz	▸ Regulation der Leberfunktion ▸ Förderung der Gallensekretion ▸ Regulation der Darmfunktion ▸ Beruhigung der Magenschleimhaut

Pflanze	energetisch-spagyrische Bedeutung	traditionelle körperliche Anwendung
45 Lycopodium clavatum (Bärlapp)		
	▸ Akzeptanz und Entwicklung der eigenen Stärke ▸ Vertrauen in sich selbst entwickeln ▸ sich auf ein Podest begeben und das Leben neu bewerten	▸ blähungsmindernd ▸ krampflösend ▸ Regulation der Leberfunktion
46 Malva silvestris (Käsepappel)		
	▸ Hindernisse überwinden ▸ alle lebensbehindernden Prozesse loslassen können ▸ Neubeginn wagen ▸ Sprung ins Ungewisse ▸ Kraft loszulassen und sich abzunabeln	▸ entzündungshemmend ▸ erweichend ▸ Schleimhäute ▸ Haut
47 Mandragora officinalis (Alraune)		
	▸ tiefer Sinn des Lebens ▸ Öffnung zum Leben ▸ Zwanghaftigkeit loslassen ▸ Arbeit am eigenen Schatten ▸ Akzeptanz des eigenen Schattens	▸ schmerzstillend ▸ krampflindernd ▸ krampflösend ▸ blähungsmindernd
48 Matricaria chamomilla (Kamille)		
	▸ die Härte des Lebens über einen langen Zeitraum, meist Kindheit, erlebt haben ▸ fehlende Mutterliebe ▸ Schutz der Mutter ▸ geerdete Spiritualität	▸ beruhigend ▸ krampflösend ▸ entzündungshemmend ▸ antibakteriell
49 Melilotus (Steinklee)		
	▸ Öffnung für die Liebe ▸ in der Liebe leben ▸ Schutz unserer Aura ▸ Transformation auf eine Stufe höherer Liebesfähigkeit	▸ schmerzstillend ▸ krampflösend ▸ zusammenziehend ▸ erweichend

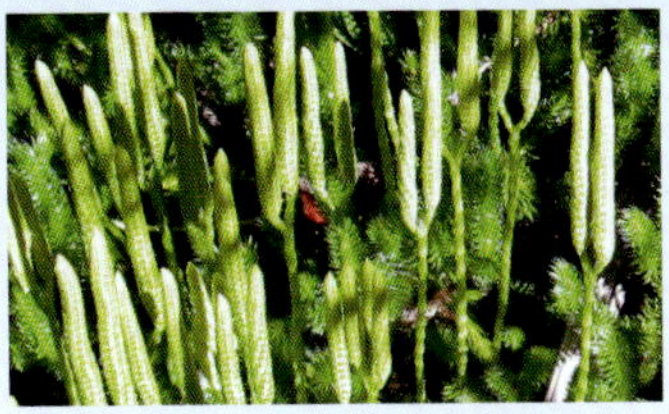

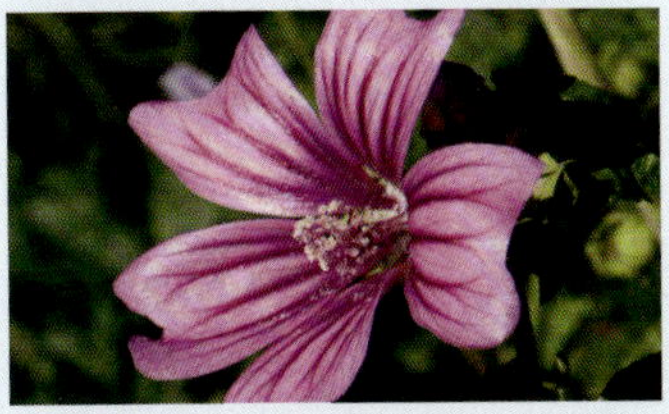

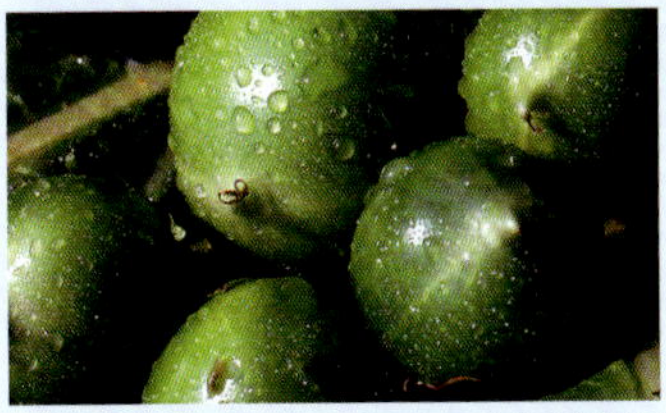

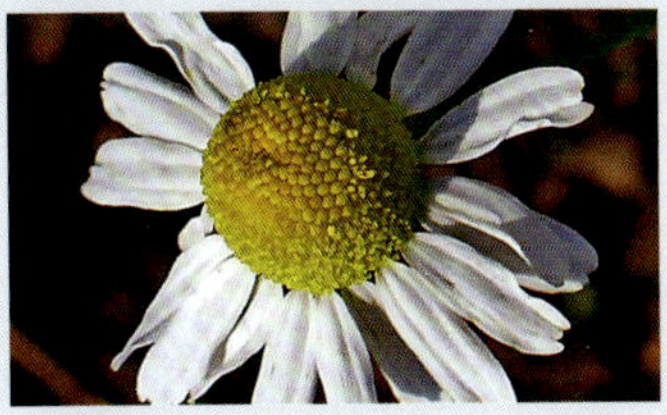

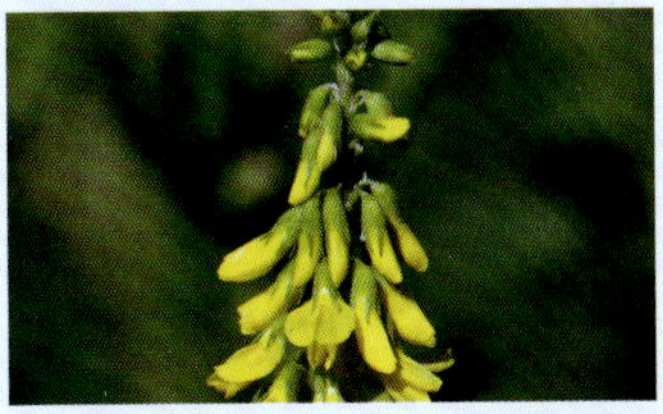

Pflanze	energetisch-spagyrische Bedeutung	traditionelle körperliche Anwendung
50 Melissa officinalis (Zitronenmelisse)		
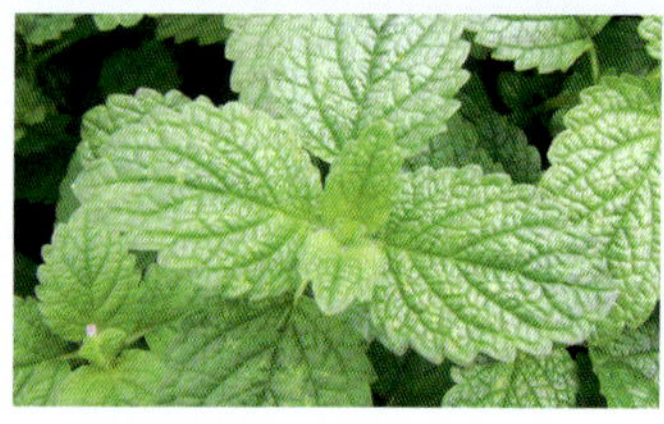	▸ fehlendes Vertrauen in die Prozesse des Lebens ▸ Zukunftsangst loslassen können ▸ die fünf Sorgen der Menschheit: Arbeit, Geld, Familie, Gesundheit, existentielle Fragen	▸ krampflösend ▸ verdauungsfördernd ▸ beruhigend ▸ nervenstärkend ▸ entspannend
51 Mentha piperita (Pfefferminze)		
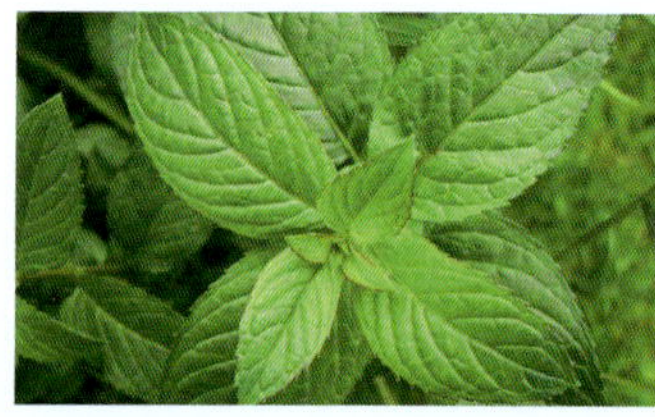	▸ Wahrheit erkennen und aussprechen lernen ▸ Lebenslügen entlarven ▸ sich unter die Führung Gottes begeben	▸ krampflösend ▸ verdauungsfördernd ▸ anregend ▸ belebend
52 Nux vomica (Brechnuss)		
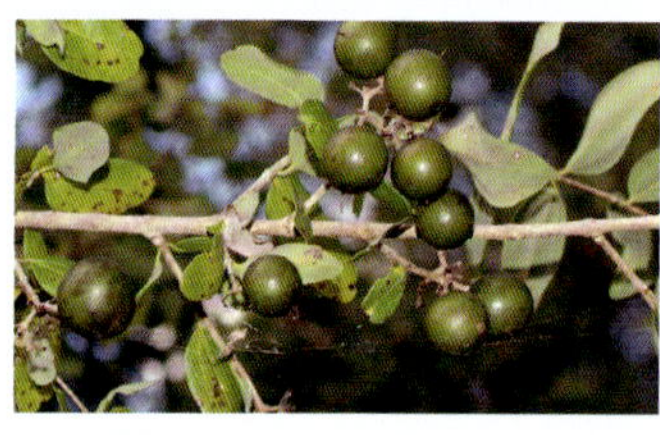	▸ Wut konstruktiv verarbeiten und loslassen lernen ▸ Perfektionismus und Alles-allein-machen-Wollen entlarven ▸ fehlende Vaterliebe ▸ natürliche Autorität in Liebe entwickeln	▸ Hemmung abnormer Magensäurebildung ▸ Erhöhung der Sekretion der Darmschleimhaut ▸ entspannend ▸ Regulation der Leberfunktion
53 Okoubaka aubrevillei (Okoubaka)		
Auf eine Abbildung der Pflanze wurde verzichtet, da es nach traditionellem Glauben Unglück bringt, sie abzubilden.	▸ Vergiftung auf seelischer und geistiger Ebene ▸ Befreiung der Lebensenergien ▸ energetische Reinigung der gesamten Energiekörper ▸ Umwandlung negativer Energie in Liebe ▸ seinen Schatten in Licht verwandeln lernen	▸ entgiftend ▸ antibakteriell
54 Phytolacca decandra (Kermesbeere)		
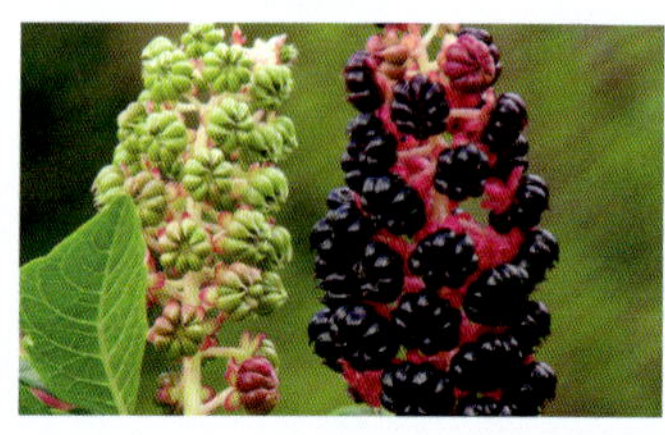	▸ Hören und Zuhören ▸ tiefes Verständnis der Ereignisse im Leben entwickeln ▸ „Ohr Gottes" ▸ auf die spirituellen Botschaften im Leben hören	▸ schmerzlindernd ▸ infektionshemmend im Bereich von Hals, Nase und Ohren ▸ hormonregulierend

Pflanze	energetisch-spagyrische Bedeutung	traditionelle körperliche Anwendung
55 Piper methysticum (Kawa-Kawa) 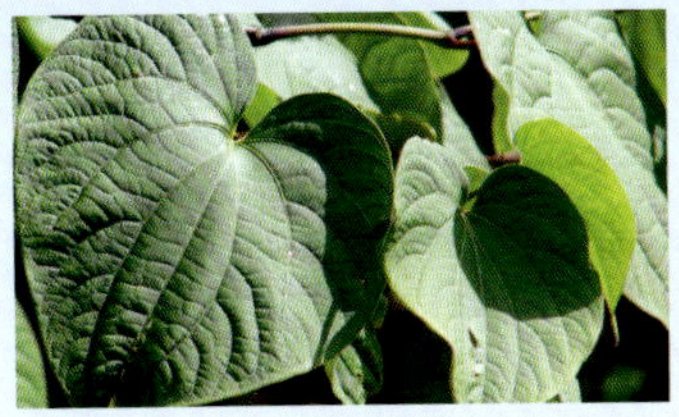	‣ Angst ‣ kreisende Gedanken loslassen ‣ über sich hinauswachsen ‣ Erhebung der Seele ins universelle Bewusstsein ‣ Aufhebung lebensbehindernder Verbote	‣ beruhigend ‣ harmonisierend ‣ ausgleichend ‣ angstlösend ‣ reiz- und schmerzlindernd
56 Propolis (Bienenkittharz) 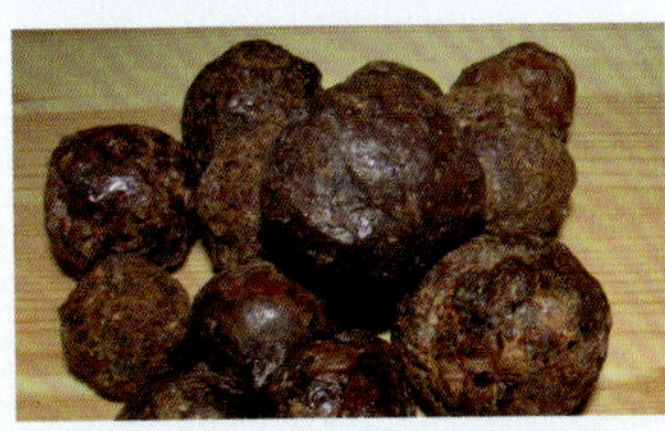	‣ im Bewusstsein der Verbundenheit mit allen Lebewesen eine positive Struktur für das Leben entwickeln ‣ zwanghaftes Verhalten aufgeben ‣ Strukturen entwickeln und festigen	‣ entzündungshemmend ‣ antimykotisch ‣ antiallergisch ‣ juckreizstillend ‣ antibakteriell ‣ antiviral ‣ wundheilungsfördernd
57 Pulsatilla (Kuhschelle) 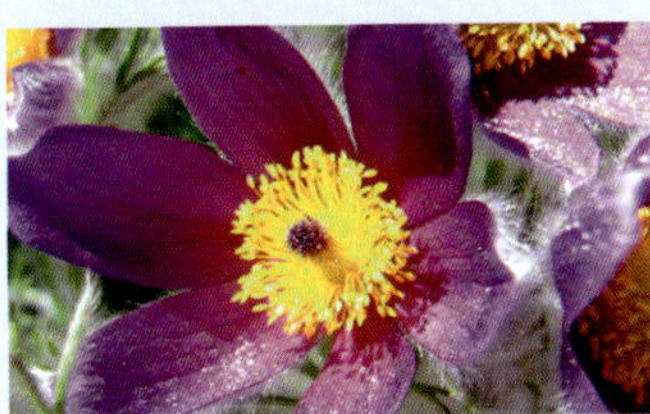	‣ die eigene Sensibilität positiv einsetzen lernen ‣ die Wahrnehmung der spirituellen und geistigen Ebene fördern ‣ die eigene Stärke entwickeln	‣ regelfördernd ‣ tonisch ‣ venenkräftigend ‣ verdauungsfördernd
58 Rauwolfia serpentina (Rauwolfia) 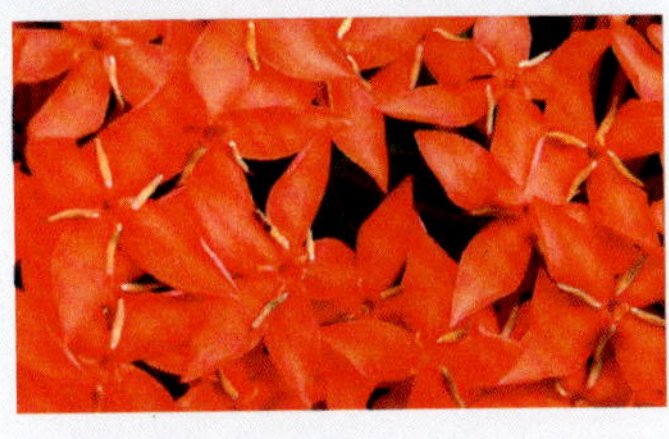	‣ das Auf und Ab des Lebens als Prozess erkennen und leben: die sieben guten und die sieben schlechten Jahre ‣ Schwierigkeiten umgehen ‣ Spannungen abbauen ‣ Kompromissbereitschaft entwickeln	‣ gefäßerweiternd ‣ sedierend ‣ antidepressiv
59 Rhus toxicodendron (Giftsumach) 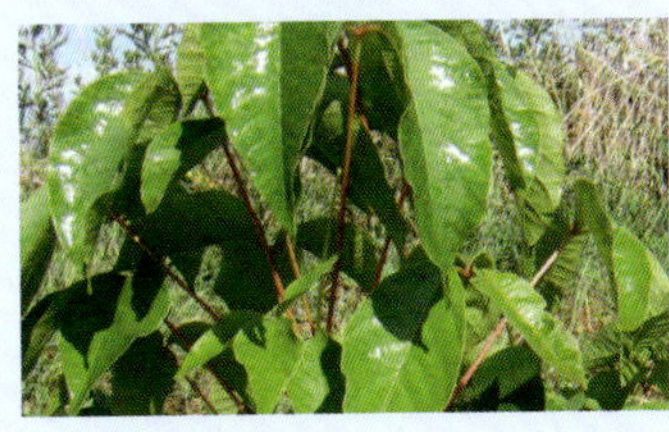	‣ Unbeweglichkeit im Denken und Handeln loslassen ‣ den Dingen auf den Grund gehen ‣ „Suchkopf" für alle Lebenssituationen ‣ Anpassung an schwierige Verhältnisse	‣ stoffwechselanregend ‣ entzündungshemmend ‣ schmerzlindernd ‣ beruhigend

Pflanze	energetisch-spagyrische Bedeutung	traditionelle körperliche Anwendung
60 Rosmarinus officinalis (Rosmarin)		
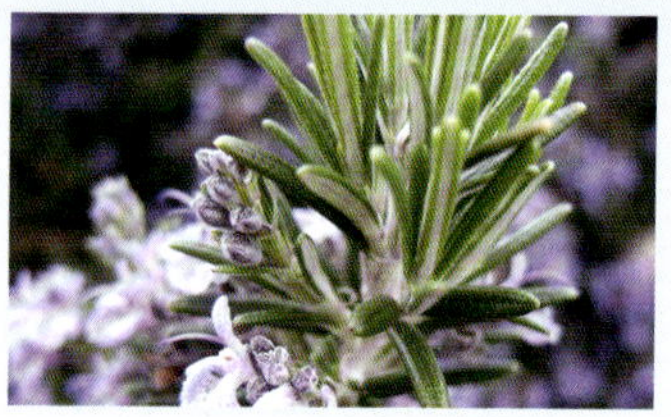	▸ Liebesenergie auf allen Ebenen aktivieren ▸ Kinder-Eltern-Konflikt ausgleichen ▸ erfrischende Meeresbrise in schwierigen Lebenssituationen ▸ Ausgleich der beiden Gehirnhälften ▸ das Bauchhirn mit dem logischen Denken verbinden	▸ Ausscheidung über Darm und Nieren ▸ krampflösend ▸ tonisierend ▸ kreislauf- und gefäßanregend
61 Ruta graveolens (Weinraute)		
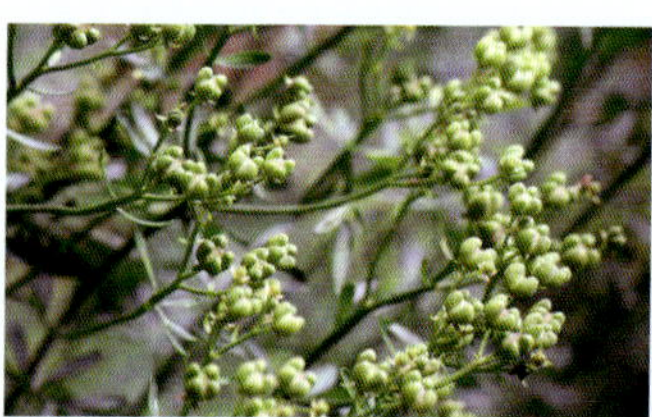	▸ im Gedächtnis verankerte und gespeicherte Emotionen und Erkenntnisse ▸ Vergangenheit loslassen und deprogrammieren ▸ Erlösung einer abgetriebenen Seele ▸ Deprogrammierung von falschen und behindernden Lebensprogrammen ▸ Wiedergeburt akzeptieren lernen	▸ schmerzlindernd ▸ stauungsmindernd ▸ kreislaufanregend
62 Sabal serrulatum (Zwergpalme)		
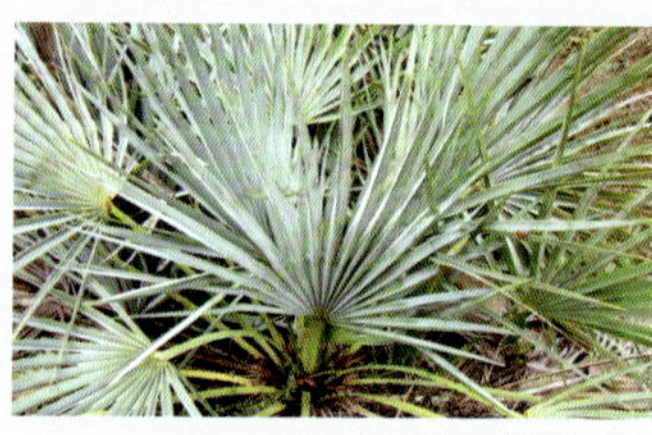	▸ Generationsprobleme auflösen ▸ Konfliktbewältigung mit Religion bzw. Gott ▸ Verzeihung annehmen und geben ▸ Versöhnung als Lebensprinzip anwenden ▸ Minderwertigkeitskomplexe auflösen	▸ alle Beschwerden des Urogenitaltraktes ▸ Regulation der endokrinen Drüsen
63 Salvia officinalis (Salbei)		
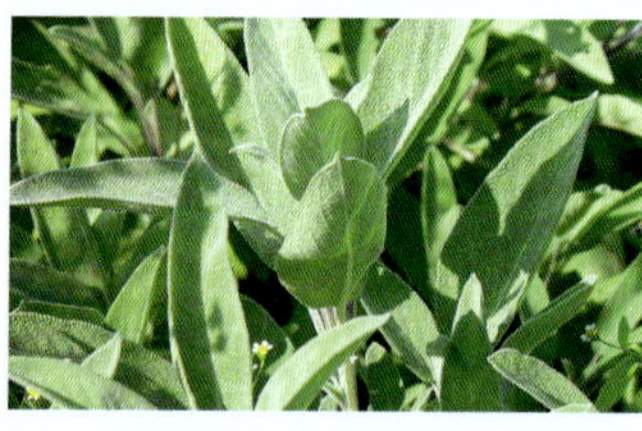	▸ Salz des Lebens ▸ Lebensfreude aktivieren ▸ Hilfe in der Not ▸ Lösung eines Problems zum Nutzen aller Beteiligten ▸ den „Joker" fürs Leben entdecken	▸ schweißhemmend ▸ sekretionsfördernd ▸ entzündungshemmend ▸ antibakteriell ▸ antimykotisch

Pflanze	energetisch-spagyrische Bedeutung	traditionelle körperliche Anwendung
64 Sambucus nigra (Holunder)		
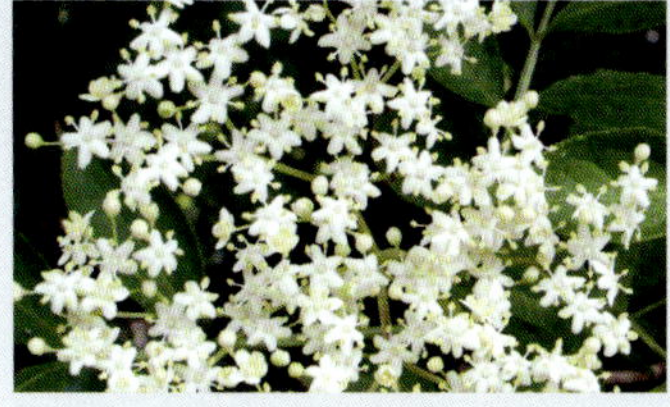	▸ Willensfreiheit auf allen Ebenen des Seins ▸ Neutralität auch bei karmischen Verstrickungen ▸ Schutz vor dem Überstülpen fremder Meinungen	▸ schweiß- und wassertreibend ▸ fiebersenkend ▸ Steigerung der Bronchialsekretion ▸ antiviral ▸ antimykotisch ▸ antibakteriell ▸ immunstimulierend
65 Sarsaparilla (Sarsaparille, Stechwinde)		
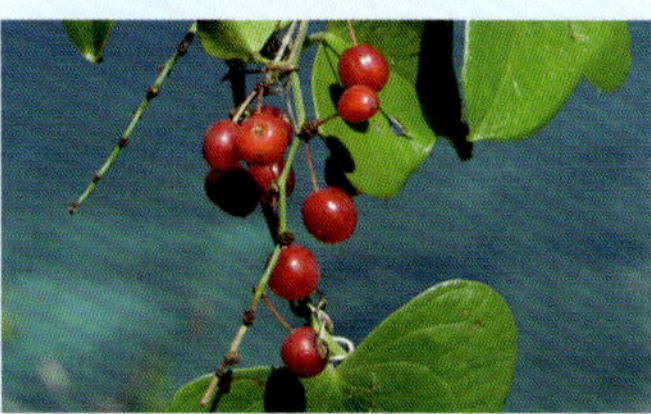	▸ sich selbst in der Inkarnation mit allen Fehlern akzeptieren lernen ▸ gibt Gleichgewicht in neuen Lebenssituationen, um nicht in alte Muster zurückzufallen ▸ Reinigung des Geistes und der Aura	▸ blutreinigend ▸ stoffwechselanregend ▸ harn- und schweißtreibend
66 Solidago virgaurea (Gemeine Goldrute)		
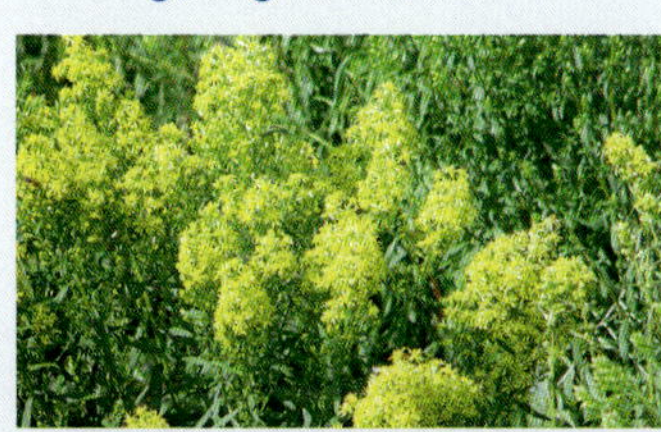	▸ alte Ängste auf der Basis einer neuen Lebensausrichtung loslassen ▸ die Lebensenergie gut einteilen ▸ „der goldene Mittelweg“ der persönlichen Entwicklung ▸ die ursprüngliche Identität und Reinheit wiedererlangen	▸ entzündungshemmend ▸ harntreibend ▸ Anregung der Nierenfunktion ▸ entgiftend über die Niere und Blase
67 Symphytum officinale (Beinwell)		
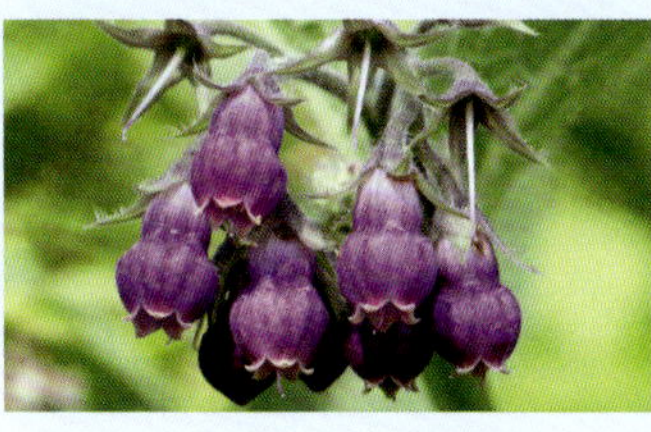	▸ Auflösung von Lebensblockaden ▸ Schutz des heiligen Raumes im Inneren eines Menschen ▸ Ausgleich von Yin und Yang ▸ Ausgleich der Energie der Großeltern	▸ entzündungshemmend ▸ schmerzlindernd ▸ wundheilungsfördernd ▸ blutreinigend ▸ immunstimulierend ▸ remineralisierend

Pflanze	energetisch-spagyrische Bedeutung	traditionelle körperliche Anwendung
68 Taraxacum officinale (Löwenzahn)	▸ Hass in Liebe verwandeln ▸ sich selbst lieben lernen ▸ 12-Jahreszyklus ▸ Erweiterung der eigenen Grenzen ▸ Selbstlosigkeit ohne Selbstaufgabe	▸ harntreibend ▸ blutreinigend ▸ Anregung der Leber- und Nierenfunktion ▸ Förderung der Gallensekretion ▸ schwermetallausleitend
69 Thuja occidentalis (Lebensbaum)	▸ das absolute „Ja" zum Leben ▸ den Prozess von Stirb und Werde aktivieren lernen und akzeptieren ▸ in Aktion treten und das Schicksal in die eigene Hand nehmen ▸ Reinigung angehäufter karmischer Schulden	▸ antibakteriell ▸ abwehrsteigernd ▸ bronchospasmolytisch ▸ expektorierend ▸ entgiftend ▸ wassertreibend
70 Thymus vulgaris (Thymian)	▸ Schuldgefühle entlarven und loslassen lernen ▸ Kindheitstraumata akzeptieren und in lebensfördernde Programme umsetzen ▸ Kontaktaufnahme mit dem Inneren Kind	▸ entzündungshemmend ▸ auswurffördernd ▸ antibakteriell ▸ verdauungsfördernd ▸ krampflösend ▸ antiseptisch
71 Tropaeolum majus (Große Kapuzinerkresse)	▸ alles, was zu viel ist ▸ Vitalität neu erlangen ▸ Dynamik ins Leben bringen ▸ sich seelisch und körperlich regenerieren ▸ wieder nach oben kommen	▸ antibakteriell ▸ abwehrsteigernd ▸ probiotisch
72 Urtica (Große Brennnessel) 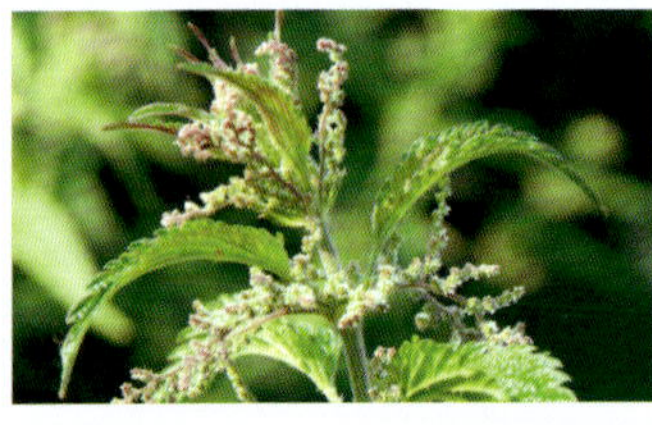	▸ Negativität von außen abfangen und ableiten ▸ Stress ausleiten ▸ Durchsetzungskraft und innere Power entwickeln lernen ▸ innere Ruhe durch Erleben der eigenen Stärke	▸ entschlackend ▸ entgiftend ▸ blutreinigend ▸ harntreibend

Pflanze	energetisch-spagyrische Bedeutung	traditionelle körperliche Anwendung
73 Vaccinium myrtillus (Heidelbeere)		
	‣ Visionen fürs Leben entwickeln ‣ Weitblick in allen Lebenssituationen ‣ wahres Vergnügen ‣ die Intuition entwickeln ‣ violettes Licht der oberen Chakren aktivieren ‣ Zellreinigung auf energetischer Ebene ‣ Befreiung von Schuldgefühlen	‣ stoffwechselfördernd ‣ adstringierend ‣ antiseptisch ‣ pflanzliches Insulin ‣ verhindert Schäden durch Diabetes
74 Valeriana officinalis (Baldrian)		
	‣ fehlendes Selbstvertrauen ausgleichen, innere Zuversicht leben ‣ Toleranz auf allen Ebenen des Seins als Lebensprinzip der Verbundenheit mit allen Wesen leben ‣ Frieden mit sich und der Umwelt schließen	‣ beruhigend ‣ schlaffördernd ‣ krampflösend
75 Viola tricolor (Ackerstiefmütterchen)		
	‣ in der Aura gespeicherte Energie von Gewalt ableiten ‣ jungfräuliche Energie, die uns über den Sohn zum göttlichen Vater führt ‣ reine Liebe zu allen Wesenheiten ‣ über das Prinzip der Verzeihung neu zum Leben zurückfinden	‣ schweißtreibend ‣ Förderung des Hautstoffwechsels ‣ harntreibend ‣ blutreinigend
76 Viscum album (Mistel)		
	‣ alle Aspekte des Mondes in der Astrologie ‣ geistige Mutter ‣ fehlende Mutterliebe ausgleichen ‣ Öffnung des Herzens ‣ „Album des Lebens" ‣ Zugang zur Akasha-Chronik	‣ blutdrucksenkend ‣ gefäßerweiternd ‣ durchblutungsfördernd ‣ kreislaufanregend
77 Yohimbé (Yohimberinde)		
	‣ Energie und Kraft von Pegasus ‣ Kraft und Stärke auch im spirituellen Bereich ‣ Neuanfang wagen, „heiter Raum um Raum des Lebens durchschreiten" ‣ Lebensbilanz ziehen und eine Neuausrichtung der Lebensprinzipien aktivieren	‣ stimulierend ‣ kreislaufanregend ‣ blutdrucksenkend ‣ menstruationsregulierend

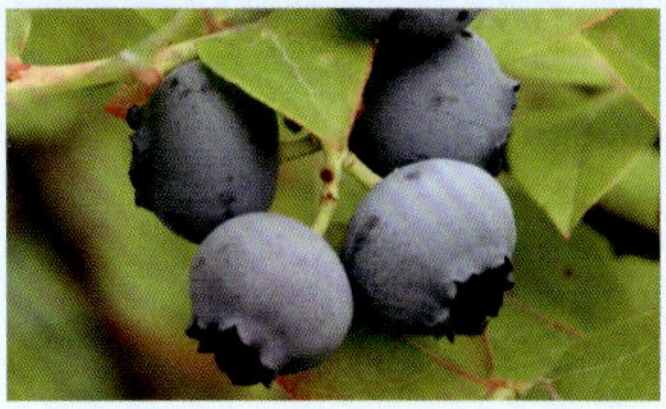

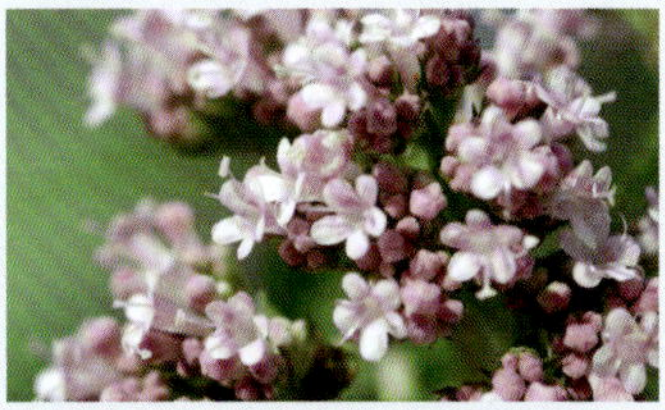

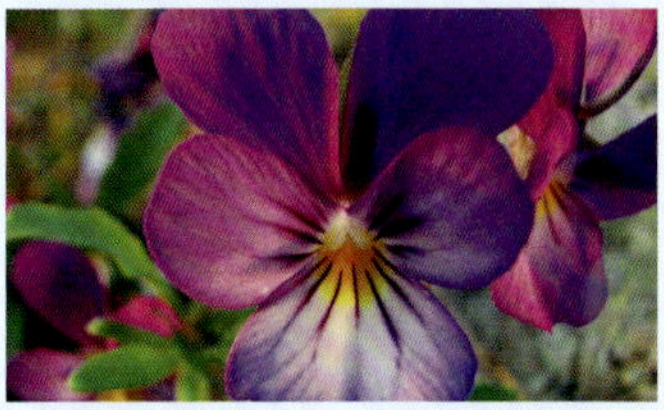

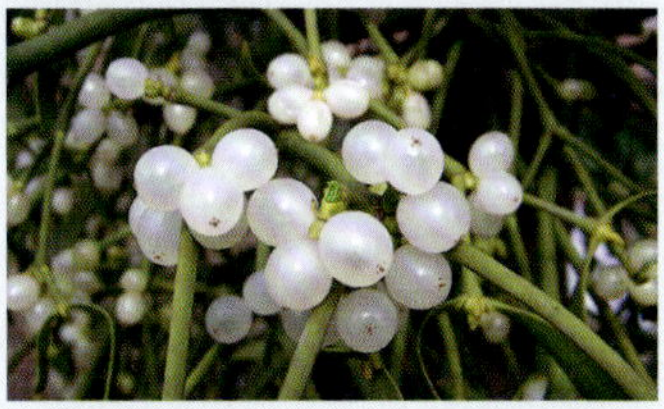

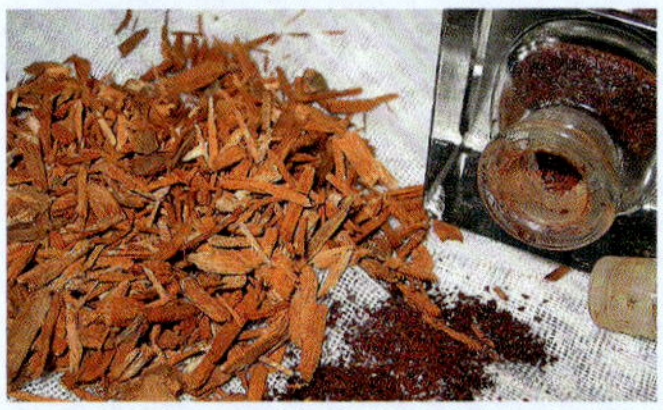

Pflanze	energetisch-spagyrische Bedeutung	traditionelle körperliche Anwendung
78 Echinacea purpurea (Roter Sonnenhut)		
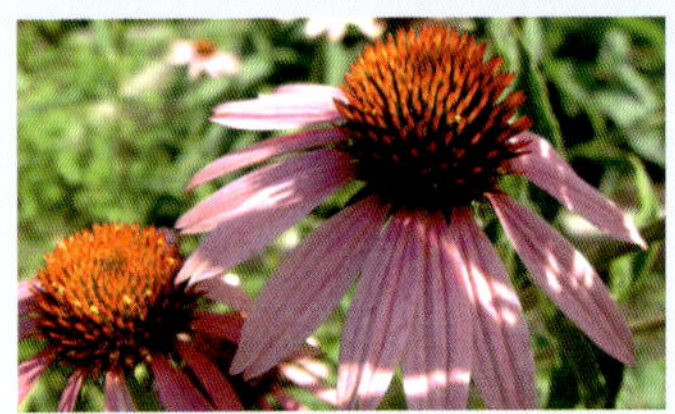	▸ Balsam für die Seele ▸ Brücke zwischen Seele und Körper/Geist ▸ Sein statt haben ▸ Entwicklung der inkarnierten Seele hin zu höheren Prinzipien	▸ Infektionen, die mit der Körpermitte in Verbindung stehen ▸ Immunstimulans
79 Photinia (Glanzmispel)		
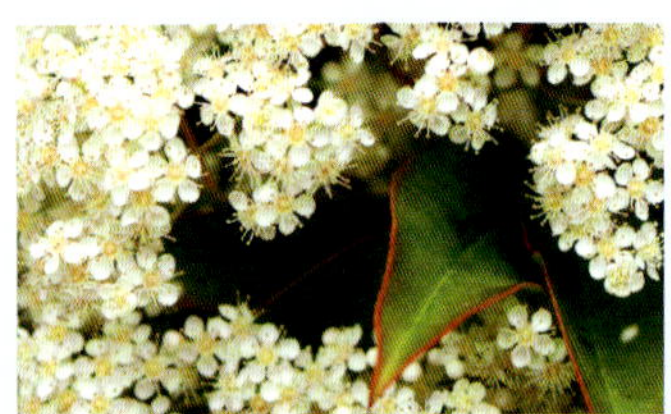	▸ Gold ▸ Gott ▸ strahlendes Licht	▸ nicht bekannt
80 Azadirachta indica (Neem)		
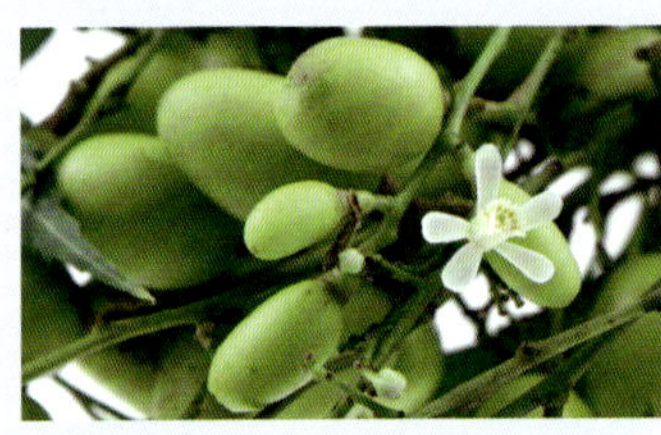	▸ gründliche Reinigung aller energetischen Körper der Menschen ▸ Regeneration von Körper, Seele und Geist ▸ Quantensprung des Herzens auf die neue Bewusstseinsebene ▸ Ausrichtung auf den göttlichen Lebensweg	▸ hilft von A bis Z ▸ wird in Indien die „Apotheke des Dorfes" genannt
81 Dioscorea villosa (Yamswurzel)		
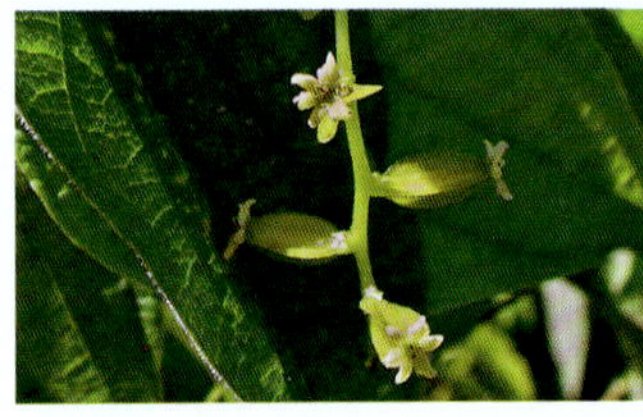	▸ Ungleichgewicht in allen Lebensbereichen ausgleichen ▸ Geduld als Prinzip gelebten Friedens in der Inkarnation ▸ Manifestation des Göttlichen in Ihrem Herzen	▸ progesteron- und östrogenähnliche Wirkung ▸ Menstruationsbeschwerden ▸ prämenstruelles Syndrom
82 Taxus baccata (Eibe)		
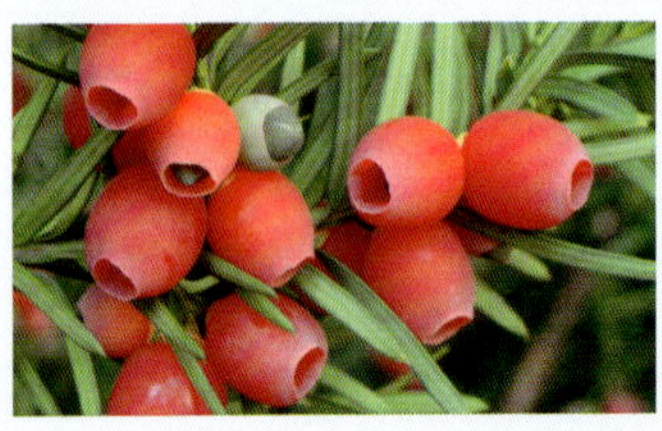	▸ vorwärts und aufrichtig ins Licht streben ▸ Metamorphose ▸ Goldene Aura ▸ Loslassen der Materie und höchste Lebensprinzipien leben lernen ▸ Tod und Wiedergeburt als Teil des Lebens akzeptieren	▸ Präkanzerosen ▸ Zysten ▸ Warzen ▸ Rheuma ▸ Gicht

Pflanze	energetisch-spagyrische Bedeutung	traditionelle körperliche Anwendung
83 Juniperus communis (Wacholder)		
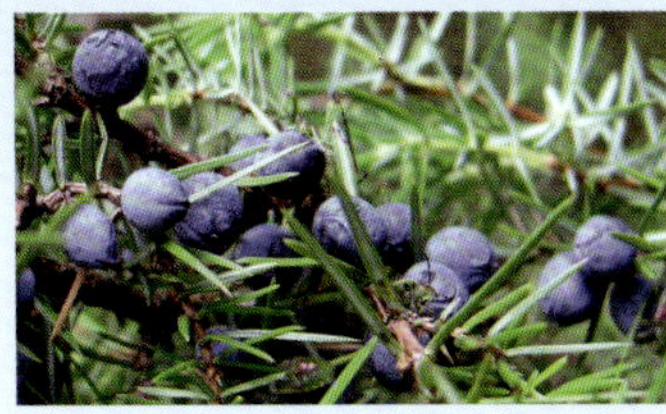	▸ die Energie von Jesus Christus als Sohn Gottes: Fagopyrum esculentum = Menschensohn ▸ die krankmachende Matrix universeller Störungen durchbrechen ▸ Teilen als Lebensaufgabe ▸ unseren irdischen Weg unter dem Aspekt der spirituellen Entwicklung beleuchten	▸ Förderung der Harnausscheidung durch die Nieren (Diurese) ▸ antirheumatisch ▸ antiseptisch ▸ krampflösend ▸ entgiftend ▸ blutreinigend
84 Catharanthus roseus (Tropisches Immergrün)		
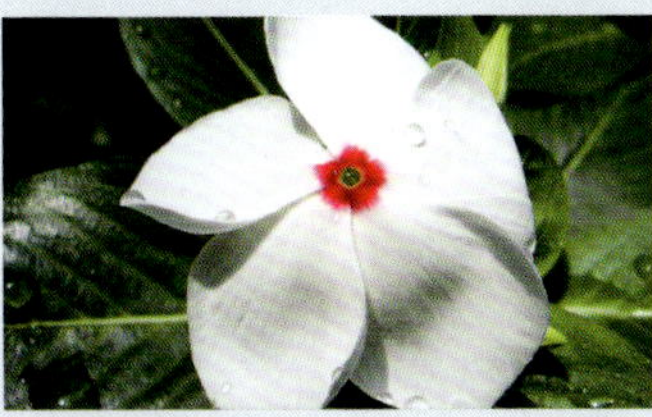	▸ seine ursprüngliche Identität wiederfinden ▸ alle Masken fallen lassen ▸ Illusionen entlarven ▸ Verbindung von Herz und Gehirn ▸ Vulkan im Inneren als Lebensfeuer neu entfachen	▸ Diabetes ▸ Cholesterinsenkung ▸ Blutreinigung ▸ Präkanzerose ▸ gefäßschützend
85 Podophyllum peltatum (Maiapfel)		
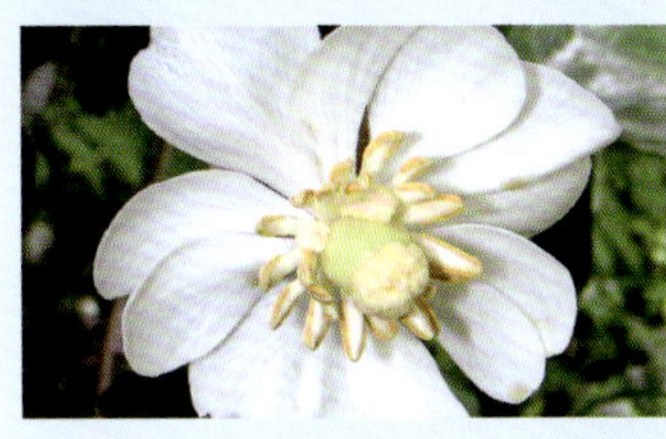	▸ Neubeginn ▸ Impuls für neue Lebensausrichtung ▸ Startschuss ins Leben ▸ der entscheidende erste Schritt in die richtige Richtung ▸ Befreiung von Schuldgefühlen, die einen im Leid verharren lassen	▸ Hautprobleme ▸ leberstärkend ▸ Allergien ▸ Psora
86 Vinca minor (Kleines Immergrün)		
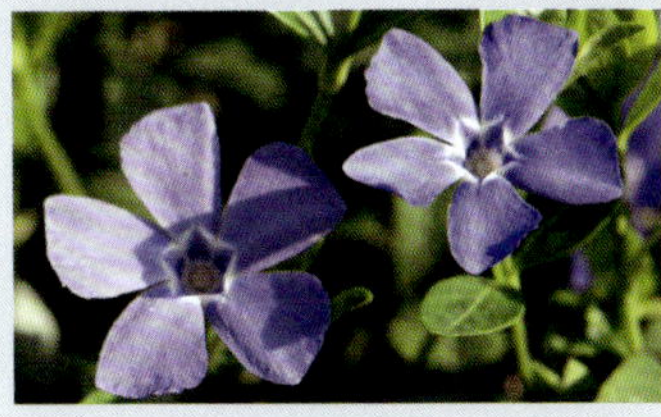	▸ die Energie des Sieges aktivieren ▸ an die Wurzel vordringen ▸ neue Chance im Leben ergreifen ▸ einen lebensbehindernden in einen lebensfördernden Prozess umwandeln	▸ immunstärkend ▸ durchblutungsfördernd ▸ antiallergisch
87 Tilia (Linde)		
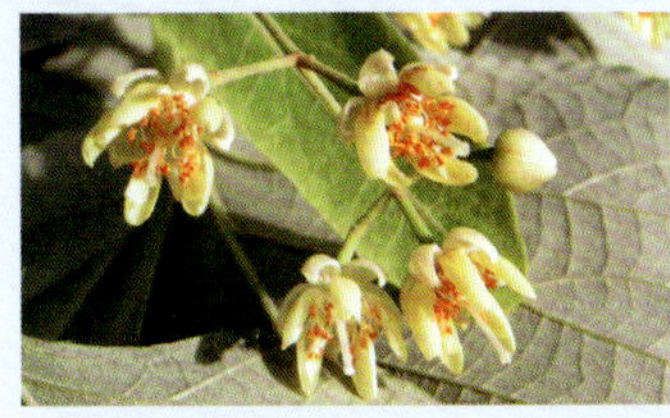	▸ Taktik für das Leben ▸ Visionssuche beschleunigen ▸ absolute Neutralität ▸ gereinigtes emotionales System ▸ eine göttliche Strategie entwickeln	▸ Nervenbeschwerden ▸ Infekte und deren Begleiterscheinungen ▸ nervöse Beschwerden im Verdauungstrakt ▸ Herz-Kreislauf-Beschwerden

Pflanze	energetisch-spagyrische Bedeutung	traditionelle körperliche Anwendung
88 Pilocarpus (Jaborandi)	▸ Beherrschung unserer tiefsten Ängste ▸ Reptiliengehirn mit seinen nicht steuerbaren Urängsten ▸ sein Schicksal selbst in die Hand nehmen ▸ den Umgang mit Geld meistern	▸ antibakteriell ▸ autonomes Nervensystem ▸ alle Beschwerden des Auges ▸ nervöse Herz-Kreislauf-Beschwerden
89 Quercus (Eiche)	▸ Quantensprung im Leben ▸ Anpassung an die neue Schwingung der Erde ▸ Glück aktivieren ▸ Revolution statt Evolution als reinigendes Lebensprinzip	▸ entzündungshemmend ▸ blutstillend ▸ entgiftend
90 Nicotiana tabacum (Tabak)	▸ Aufstieg in die höchsten Bewusstseinsebenen ▸ das Prinzip der Materie überwinden lernen ▸ Antenne entwickeln und die Botschaften der neuen Erde empfangen und umsetzen lernen	▸ Hauptwirkung auf das Nervensystem ▸ neuromuskuläre Beschwerden ▸ Gefäßkrankheiten
91 Coffea arabica	▸ Neustart trotz Schwierigkeiten ▸ geistige Kraft	▸ Nervensystem
92 Datura stramonium	▸ der Tag danach ▸ Phoenix aus der Asche	▸ hochgiftig, daher keine traditionelle Anwendung

Pflanze	energetisch-spagyrische Bedeutung	traditionelle körperliche Anwendung
93 Nuphar luteum (Gelbe Teichrose)		
	▸ Neues Zeitalter ▸ Erwachen ▸ aus der Lethargie herausfinden	▸ Haut ▸ Zentralnervensystem ▸ Darm
94 Solanum Dulcamara (Bittersüßer Nachtschatten)		
	▸ Kollektives Erwachen der Menschheit, Dornröschen wird wach geküsst ▸ Marshallplan	▸ Lymphe ▸ Stauungen ▸ Entzündungen
95 Lobelia inflata (Indianischer Tabak)		
	▸ unseren ursprünglichen Weg wieder finden ▸ Gleichgewicht zwischen Materie und Spiritualität ▸ sich selbst wieder entdecken/loben/anerkennen	▸ alle gelappten Organe und deren Beschwerden
96 Iberis amara (Bittere Schleifenblume)		
	▸ Loslassen auf höherer Ebene, um die Leiden in der Inkarnation zu überwinden ▸ Sinnfindung auf höherer Ebene ▸ Verbitterungen des Lebens überwinden zugunsten einer höheren Wahrheit	▸ Kopf ▸ Nervensystem ▸ Verdauungssystem ▸ Herz
97 Alchemilla vulgaris (Liebfrauenmantel)		
	▸ spirituelle Entwicklung vorantreiben durch alchymische Vorgänge in den Energiekörpern ▸ Ein neuer Morgen bricht im Leben an	▸ Endokrinologie

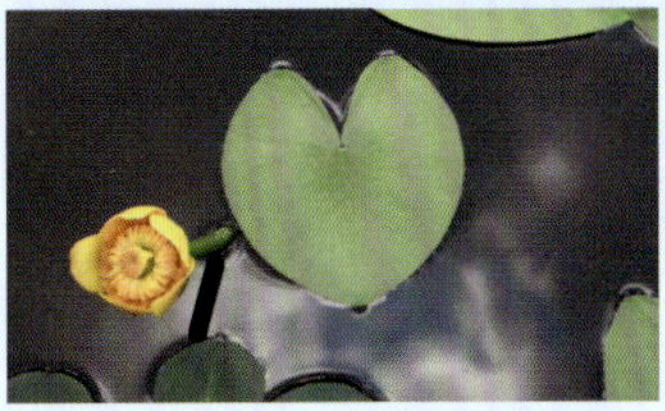

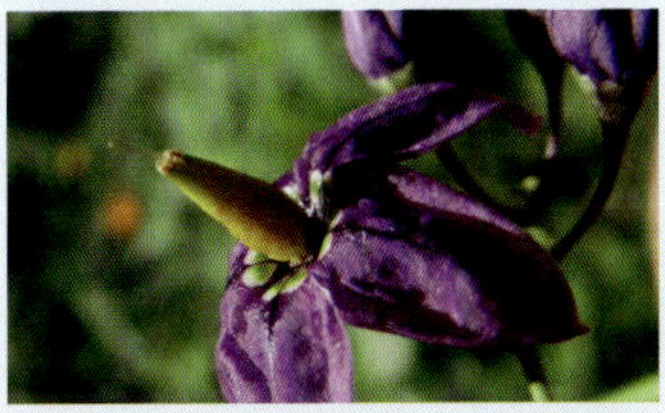

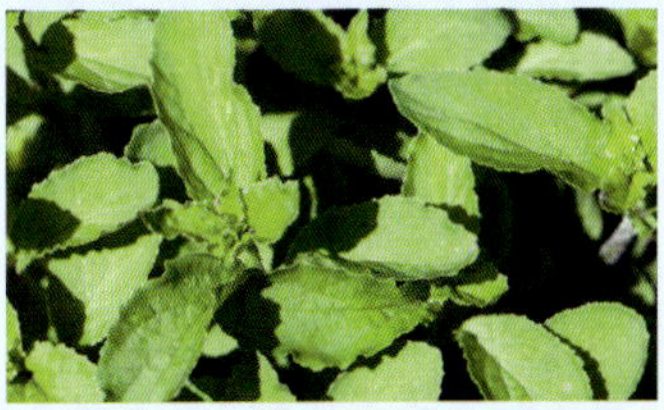

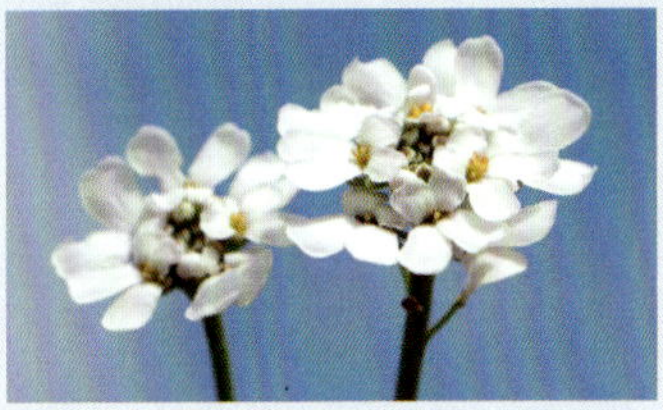

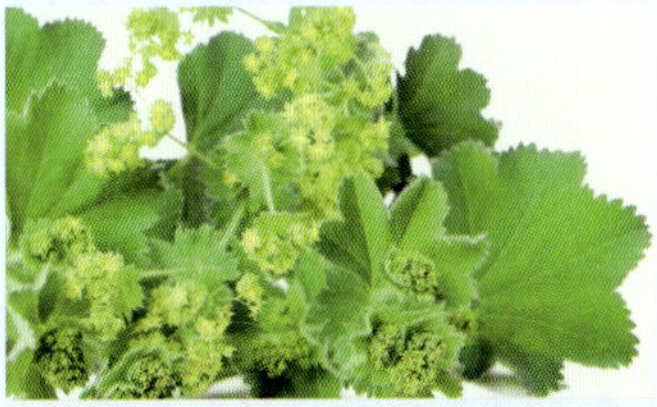

Pflanze	energetisch-spagyrische Bedeutung	traditionelle körperliche Anwendung
98 Primula veris (Echte Schlüsselblume/Himmelsschlüssel)		
	▸ Schlüssel für ein neues Leben finden ▸ Neustart durch entdecken unseres Göttlichen Codes	▸ Herz ▸ Lunge ▸ Haut ▸ Ausscheidungsorgane
99 Lycopus virginicus (Wolfstrapp)		
	▸ zu seinen Ursprüngen zurückkehren ▸ den Ursprung der Lebensängste entlarven ▸ Energie des Einhorns	▸ Hormonsystem ▸ Schilddrüse ▸ Herz
100 Pareira brava (Grießwurz)		
	▸ Pegasus ▸ große Aufgabe im Leben erfüllen ▸ Kontakt mit den Lichtwelten aufnehmen	▸ Steinleiden ▸ Urogenitales und ableitendes Harnsystem
101 Zingiber officinale (Ingwer)		
	▸ Visionen für die Neue Zeit ▸ Stärkung gegen Fremdenergien ▸ Klärung des logischen Geistes, um Zugang zu den spirituellen Ebenen des Bewusstseins zu bekommen	▸ Stark tonisierend ▸ Immunstimulierend ▸ Alle Beschwerden des Verdauungstraktes
102 Curcuma zanthorrhiza (Curcuma)		
	▸ Stabilisierend für Körper, Seele und Geist ▸ Fördert die Intuition ▸ Anerkennung der Dualität ▸ Reinigt von energetischen Toxinen, die uns in Resonanz mit Fremdenergien gehen lassen	▸ Entzündungshemmend ▸ Antioxidativ ▸ Cholagogisch

Pflanze	energetisch-spagyrische Bedeutung	traditionelle körperliche Anwendung
103 Imperatoria ostruthium (Kaiserwurz E, M)		
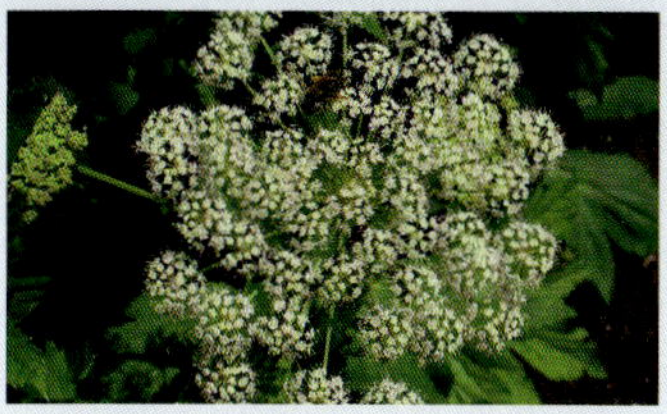	▸ Innere und äußere Autorität. ▸ Balance der Macht. ▸ Gutes und Böses im Gleichgewicht (Michaelenergie). ▸ Wieder Freiheit über das Leben gewinnen.	▸ Verdauung ▸ Atemwege ▸ Immunsystem
104 Kalmia latifolia (Berglorbeer F, E, H)		
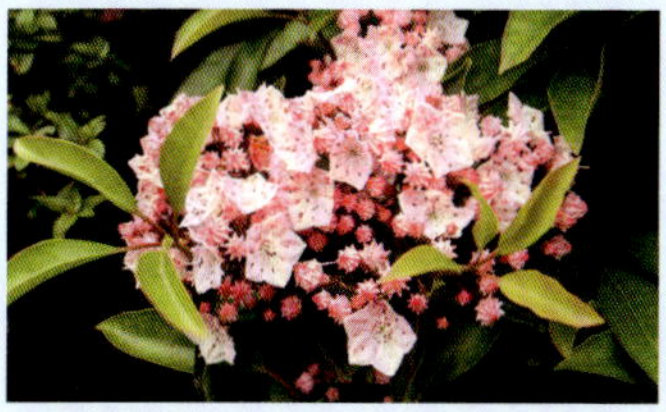	▸ Übergang in die erdende Spiritualität. ▸ Ruhe als Kraft verstehen lernen. ▸ Erkenntnis durch die Ruhe in Seele und Geist erlangen.	▸ Herz ▸ Muskel Sehnen ▸ Schmerzen
105 Hyoscyamus niger (Schwarzes Bilsenkraut)		
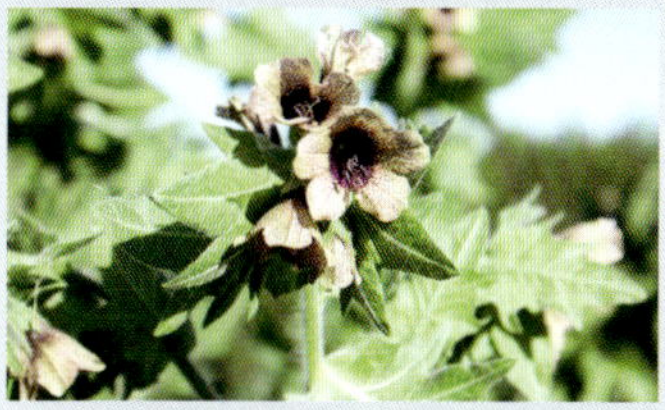	▸ Neues Verständnis der Welt. ▸ Michaelskraft. ▸ Den Schatten erkennen. ▸ Klärung »dubioser« Angelegenheiten.	▸ Urogenitalsystem ▸ Haut
106 Nigella sativa (Schwarzkümmel)		
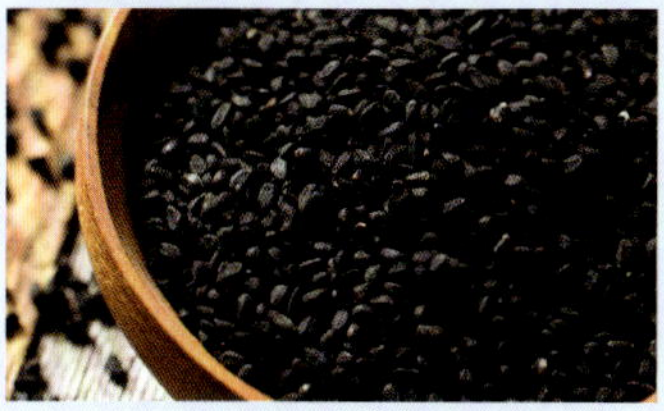	▸ Erweckt die Göttliche Lichtkraft in uns. ▸ Befreit die dunklen Kräfte, damit das Licht besser leuchten kann. ▸ Kommunikation zwischen den Energiekörpern verbessern.	▸ Kopf ▸ Nervensystem ▸ Neuroprotektiv
107 Brassica nigra (Schwarzer Senf)		
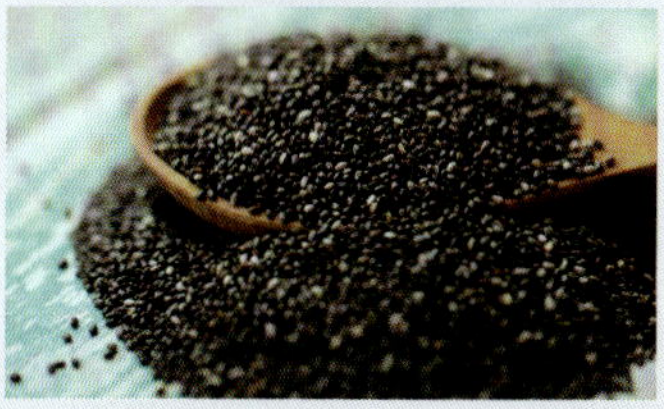	▸ Metamorphose ▸ Gesunder Menschenverstand ▸ Anforderungen in der Materie ▸ Ende eines Lebenszyklus ▸ Veränderungen verdauen	▸ Verdauungstrakt ▸ Schleimhäute

Pflanze	energetisch-spagyrische Bedeutung	traditionelle körperliche Anwendung
108 Sinapis alba (Weißer Senf)		
	▸ Öffnung zur Spiritualität ▸ Ende eines Entwicklungszyklusses im Leben ▸ Licht im Dunkel der Wandlung finden	▸ Rheuma ▸ Terrainsanierung ▸ Nervensystem

Zuordnung spagyrischer Pflanzen zu den 5 Elementen

		Holz	Feuer	Erde	Metall	Wasser
1	Achillea millefolium	X			X	X
2	Aconitum napellus		X		X	X
3	Aesculus hippocastanum		X	X		
4	Agnus castus	X			X	
5	Allium cepa				X	X
6	Allium sativum	X	X		X	
7	Amygdala amara				X	
8	Angelica archangelica			X	X	
9	Aralia racemosa				X	
10	Arnica montana	X	X	X		
11	Artemisia absinthium			X	X	
12	Artemisia vulgaris		X	X		
13	Avena sativa		X			
14	Belladonna atropa		X			
15	Bellis perennis				X	X
16	Betula alba					X
17	Bryonia alba	X			X	X
18	Calendula officinalis			X	X	
19	Cardiospermum halicacabum				X	
20	Carduus marianus	X				
21	Chelidonium majus	X				
22	China regia			X		
23	Cimicifuga racemosa				X	
24	Convallaria majalis		X			
25	Crataegus		X			
26	Cynara scolymus	X				
27	Drosera				X	
28	Echinacea (angustifolia)				X	
29	Echinacea pallida				X	
30	Eleutherococcus senticosus		X	X	X	
31	Ephedra				X	
32	Equisetum arvense					X
33	Eupatorium perfoliatum				X	
34	Euphrasia	X				X
35	Fagopyrum esculentum	X				X

		Holz	Feuer	Erde	Metall	Wasser
36	Fucus		X			X
37	Galium odoratum			X		
38	Gelsemium sempervirens		X		X	X
39	Gentiana lutea			X		
40	Ginkgo biloba		X	X		
41	Humulus lupulus		X		X	
42	Hydrastis canadensis				X	
43	Hypericum perforatum		X			
44	Iris			X		
45	Lycopodium clavatum	X				X
46	Malva silvestris				X	
47	Mandragora officinalis			X	X	
48	Matricaria chamomilla		X	X	X	
49	Melilotus		X	X		
50	Melissa officinalis		X	X		
51	Mentha piperita	X		X		
52	Nux vomica	X				
53	Okoubaka aubrevillei			X	X	
54	Phytolacca decandra			X		X
55	Piper methysticum		X		X	
56	Propolis				X	
57	Pulsatilla			X	X	
58	Rauwolfia serpentina		X			
59	Rhus toxicodendron				X	X
60	Rosmarinus officinalis	X	X		X	
61	Ruta graveolens		X			
62	Sabal serrulatum					X
63	Salvia officinalis			X	X	
64	Sambucus nigra				X	X
65	Sarsaparilla					X
66	Solidago virgaurea					X
67	Symphytum officinale					X
68	Taraxacum officinale	X		X		X
69	Thuja occidentalis				X	X
70	Thymus vulgaris				X	
71	Tropaeolum majus				X	
72	Urtica					X

		Holz	Feuer	Erde	Metall	Wasser
73	Vaccinium myrtillus			X		
74	Valeriana officinalis		X			
75	Viola tricolor				X	
76	Viscum album		X			
77	Yohimbé		X			
78	Echinacea purpurea				X	
79	Photinia					
80	Azadirachta indica	X	X	X	X	X
81	Dioscorea villosa	X			X	
82	Taxus baccata				X	
83	Juniperus communis	X				X
84	Catharanthus roseus		X			
85	Podophyllum peltatum	X			X	
86	Vinca minor		X		X	
87	Tilia (europaea)	X	X	X		
88	Pilocarpus		X			X
89	Quercus	X	X	X	X	X
90	Nicotiana tabacum			X	X	
91	Coffea arabica		X	X		
92	Datura stramonium		X			
93	Nuphar luteum			X	X	X
94	Solanum dulcamara		X	X		X
95	Lobelia inflata	X	X	X	X	X
96	Iberis amara	X	X	X	X	
97	Alchemilla vulgaris	X		X	X	
98	Primula veris	X	X		X	
99	Lycopus virginicus		X	X	X	X
100	Pareira brava		X			X
101	Zingiber officinale	X	X	X	X	X
102	Curcuma zanthorrhiza	X	X	X	X	X
103	Imperatoria ostruthium			X	X	
104	Kalmia latifolia	X	X	X		
105	Hyoscyamus niger		X		X	
106	Nigella sativa	X	X	X	X	X
107	Brassica nigra			X	X	
108	Sinapis alba			X	X	

Bildnachweise/Literaturhinweise

Fotos

S. 1 © Avanne Troar – Fotolia.com

S. 7, 10, 28, 138 © Smileus – Fotolia.com

S. 7, 13, 28, 138 © yuratosno – Fotolia.com

S. 7, 16, 28, 139 © mahey – Fotolia.com

S. 7, 18, 29, 139 © jessicahyde – Fotolia.com

S. 7, 20, 29, 139 © Petair – Fotolia.com

S. 27 © E. Zacherl – Fotolia.com

S. 31 © Pixelrohkost – Fotolia.com

S. 34 © Hetizia – Fotolia.com

S. 35 ff. (Körper) © Aaltazar – iStockphoto.com

S. 35 ff. (Hand) © blackred – iStockphoto.com

S. 35 ff. (Fuß) © kimberrywood – iStockphoto.com

S. 55 © K.-P. Adler – Fotolia.com

S. 125 © ipopba – Fotolia.com

S. 130 © Koosinger – Photocase.com

S. 143 © Hetizia – Fotolia.com

Pflanzenfotos ab S. 141

Achillea millefolium (Schafgarbe):
Phylak GmbH, Burgneudorf

Aconitum napellus (Eisenhut, Echter Sturmhut):
Fotolia.com, emer

Aesculus hippocastanum (Rosskastanie):
Fotolia.com, Frank Peter

Agnus castus (Keuschlamm):
123rf.com

Allium cepa (Küchenzwiebel):
Fotolia.com, majaan

Allium sativum (Knoblauch):
Wikipedia, H. Zell

Amygdala amara (Bittere Mandel):
123rf.com

Angelica archangelica (Engelwurz):
Fotolia.com, kanusommer

Aralia racemosa (Amerikanische Narde):
Wnmu.ed

Arnica montana (Bergarnika):
Fotolia.com, jean marc reyes

Artemisia absinthium (Wermut):
Wikipedia, H. Zell

Artemisia vulgaris (Beifuß):
Fotolia.com, petrabarz

Avena sativa (Hafer):
Fotolia.com, Peter Schramm

Belladonna atropa (Tollkirsche):
Fotolia.com, emer

Bellis perennis (Gänseblümchen):
Fotolia.com, Christian Pedant

Betula alba (Weiße Birke):
iStockphoto.com

Bryonia (Zaunrübe):
Wikipedia, public domain

Calendula officinalis (Ringelblume):
123rf.com

Cardiospermum halicacabum (Ballonpflanze, Herzsame): Wikipedia, H. Zell

Carduus marianus (Mariendistel):
Phylak GmbH, Burgneudorf

Chelidonium majus (Schöllkraut):
Fotolia.com, Liane M

China (Chinarinde):
Phylak GmbH, Burgneudorf

Cimicifuga racemosa (Wanzenkraut):
iStockphoto.com

Convallaria majalis (Maiglöckchen):
Fotolia.com, Tanja Bagusat

Crataegus (Weißdorn):
iStockphoto.com

Cynara scolymus (Artischocke):
123rf.com

Drosera (Sonnentau):
123rf.com

Echinacea (angustifolia)
(Schmalblättrige Kegelblume):
Fotolia.com, Erika Bunesch

Echinacea pallida (Blasser Sonnenhut):
123rf.com

Eleutherococcus senticosus (Ginseng):
Fotolia.com, Vladimir Galonov

Ephedra (Meerträubchen):
Fotolia.com, Sychugina Elena

Equisetum arvense (Schachtelhalm):
iStockphoto.com

Eupatorium perfoliatum (Wasserhanf):
Wikipedia, SB_Johnny

Euphrasia officinalis (Augentrost):
Wikipedia, Melburnian

Fagopyrum esculentum (Buchweizen):
Wikipedia, K. G. Kirailla

Fucus (Blasentang):
Fotolia.com, Raymond

Galium odoratum (Waldmeister):
Fotolia.com, focus finder

Gelsemium sempervirens (Wilder Jasmin):
Wikipedia, Franz Xaver

Gentiana lutea (Enzian):
iStockphoto.com

Ginkgo biloba (Ginkgobaum):
Fotolia.com, emer

Humulus lupulus (Hopfen):
iStockphoto.com

Hydrastis canadensis (Kanadische Gelbwurz):
Fotolia.com, Raymond

Hypericum perforatum (Johanniskraut):
123rf.com

Iris (Schwertlilie):
Fotolia.com, Liane M

Lycopodium clavatum (Bärlapp):
Wikipedia, public domain

Malva silvestris (Käsepappel):
Wikipedia, Luis Fernández García

Mandragora officinalis (Alraune):
Phylak GmbH, Burgneudorf

Matricaria chamomilla (Kamille):
Wikipedia, H. Zell

Melilotus (Steinklee):
Bigstockphoto.com

Melissa officinalis (Zitronenmelisse):
Phylak GmbH, Burgneudorf

Mentha piperita (Pfefferminze):
Bigstockphoto.com

Nux vomica (Brechnuss):
iStockphoto.com

Phytolacca decandra (Kermesbeere):
Fotolia.com, Liane M

Piper methysticum (Kawa-Kawa):
Wikipedia, Forest & Kim Starr

Propolis (Bienenkittharz):
Wikipedia, epukas

Pulsatilla (Kuhschelle):
Fotolia.com, Annett Goebel

Rauwolfia serpentina (Rauwolfia):
123rf.com

Rhus toxicodendron (Giftsumach):
Phylak GmbH, Burgneudorf

Rosmarinus officinalis (Rosmarin):
Wikipedia, THOR

Ruta graveolens (Weinraute):
Fotolia.com, Martina Berg

Sabal serrulatum (Zwergpalme):
Wikipedia, MPF

Salvia officinalis (Salbei):
Phylak GmbH, Burgneudorf

Sambucus nigra (Holunder):
iStockphoto.com

Sarsaparilla (Sarsaparille, Stechwinde):
Phylak GmbH, Burgneudorf

Solidago virgaurea (Gemeine Goldrute):
Phylak GmbH, Burgneudorf

Symphytum officinale (Beinwell):
123rf.com

Taraxacum officinale (Löwenzahn):
Phylak GmbH, Burgneudorf

Thuja occidentalis (Lebensbaum):
Wikipedia, Aka

Thymus vulgaris (Thymian):
Bigstockphoto.com

Tropaeolum majus (Große Kapuzinerkresse):
Fotolia, Axel Gutjahr

Urtica (Große Brennnessel):
123rf.com

Vaccinium myrtillus (Heidelbeere):
Fotolia.com, lu-photo

Valeriana officinalis (Baldrian):
Fotolia.com, petrabarz

Viola tricolor (Ackerstiefmütterchen):
Wikipedia, public domain

Viscum album (Mistel):
Botanik-photos.de

Yohimbé (Yohimberinde):
Bethel Ademowore – erowid.org

Echinacea purpurea (Roter Sonnenhut):
Phylak GmbH, Burgneudorf

Photinia (Glanzmispel):
123rf.com

Azadirachta indica (Neem):
Fotolia.com, unclesam

Dioscorea villosa (Yamswurzel):
Wikipedia, H. Zell

Taxus baccata (Eibe):
iStockphoto.com

Juniperus communis (Wacholder):
Fotolia.com, Volkmer Gorke

Catharanthus roseus (Tropisches Immergrün):
Wikipedia, titanium22

Podophyllum peltatum (Maiapfel):
Bigstockphoto.com

Vinca minor (Kleines Immergrün):
Fotolia.com, emer

Tilia (Linde):
Phylak GmbH, Burgneudorf

Pilocarpus (Jaborandi):
Phylak GmbH, Burgneudorf

Quercus (Eiche):
Phylak GmbH, Burgneudorf

Nicotiana tabacum (Tabak):
Fotolia.com, kanusommer

Coffea arabica:
Fotolia.com, Marina Lohrbach

Datura stramonium:
Wikipedia, H. Zell

Nuphar luteum (Gelbe Teichrose)
Wikipedia, Karelj

Solanum Dulcamara (Bittersüßer Nachtschatten)
Wikipedia, Olli Salmela

Lobelia inflata (Indianischer Tabak):
Fotolia.com, jgphoto76

Iberis amara (Bittere Schleifenblume):
Fotolia.com, emer

Alchemilla vulgaris (Liebfrauenmantel):
Fotolia.com, Scisetti Alfio

Primula veris (Echte Schlüsselblume, Himmelsschlüssel):
Wikipedia.com, H. Zell

Lycopus virginicus (Wolfstrapp):
Fotolia.com, mica

Pareira brava (Grießwurz)
eigene Quelle

Zingiber officinale (Ingwer):
Fotolia.com, Luis Echeverri Urrea

Curcuma zanthorrhiza (Curcuma):
Fotolia.com, wealthy_b

Imperatoria ostruthium (Kaiserwurz):
H.Zell – Wikimedia

Kalmia latifolia (Berglorbeer)
Fotolia.com, Sally Wallis

Hyoscyamus niger (Schwarzes Bilsenkraut)
Isolda – stock.adobe.com

Nigella sativa (Schwarzkümmel)
BrentHofacker – stock.adobe.com

Brassica nigra (Schwarzer Senf)
Anna81 – stock.adobe.com

Sinapis alba (Weißer Senf)
andriigorulko – stock.adobe.com

Literaturhinweise

- Roland Lackner (Energetische Spagyrik)
- Stefan Heinz (Energielehre: Einführung in die fünf Wandlungsphase und 12 Meridiane)
- Joseph Viktor Müller (Den Geist verwurzeln)
- Christian Fleche: Decodage biologique des maladies

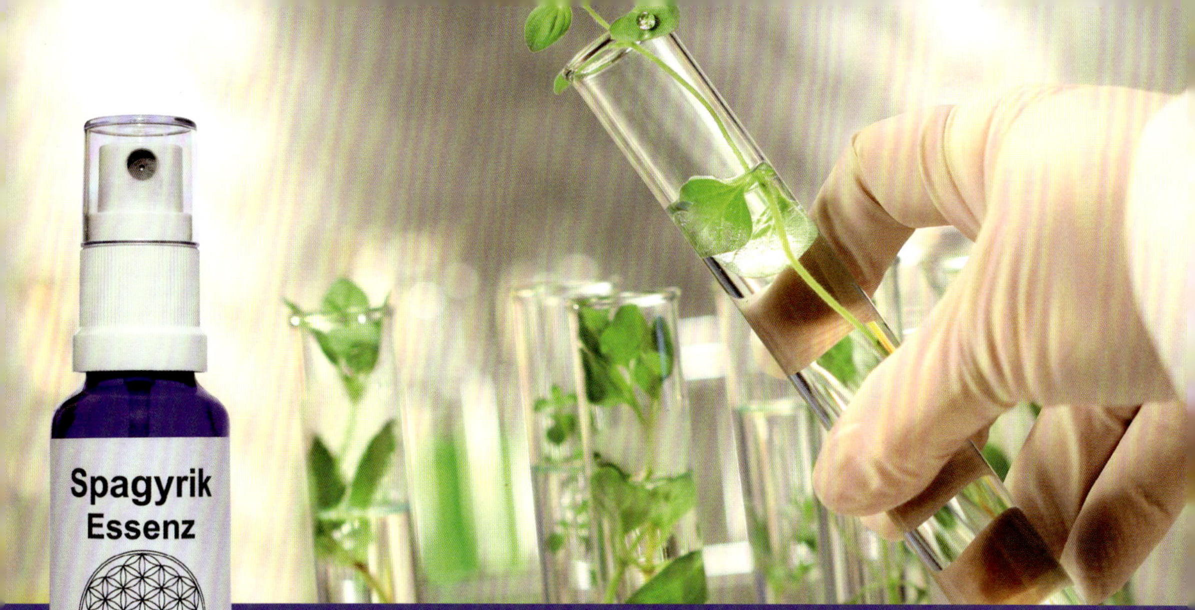

Die Autoren veranstalten zum Thema

Meridiane, Emotionen und Spagyrik

verschiedene

Seminare

in der Praxis in Augsburg und Umgebung.

Falls Ihr Interesse geweckt wurde,
bekommen Sie weiterführende Informationen
auf der Website der beiden Autoren unter

www.spagyrikinbalance.com

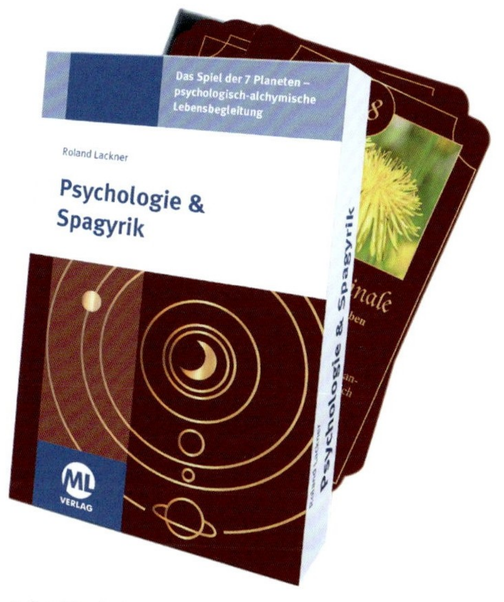

Roland Lackner
Kartenset – Psychologie & Spagyrik
1. Auflage 2020, Kartenset im Karton inkl. Anleitungsheft,
ISBN 978-3-96474-245-2,
39,95 Euro

Psychologisch-alchymische Lebensbegleitung

Die alte alchymische Astrologie beinhaltet viele Kenntnisse, die wir auch in der heutigen Psychologie anwenden. Roland Lackner hat in diesem Kartenspiel das Wissen um die Energie der Planeten in eine moderne Form gebracht. Die spagyrischen Essenzen werden dabei energetisch und therapeutisch sinnvoll den einzelnen Planeten zugeordnet.

Die Methode unterstützt bei der Therapie mit dem Patienten oder begleitet den Anwender bei der Arbeit am eigenen Selbst. Ein Anleitungsheft erklärt Hintergründe und Vorgehensweise.

In „Psychologie & Spagyrik" werden 89 Essenzen der Firma Phylak Sachsen GmbH verwendet.

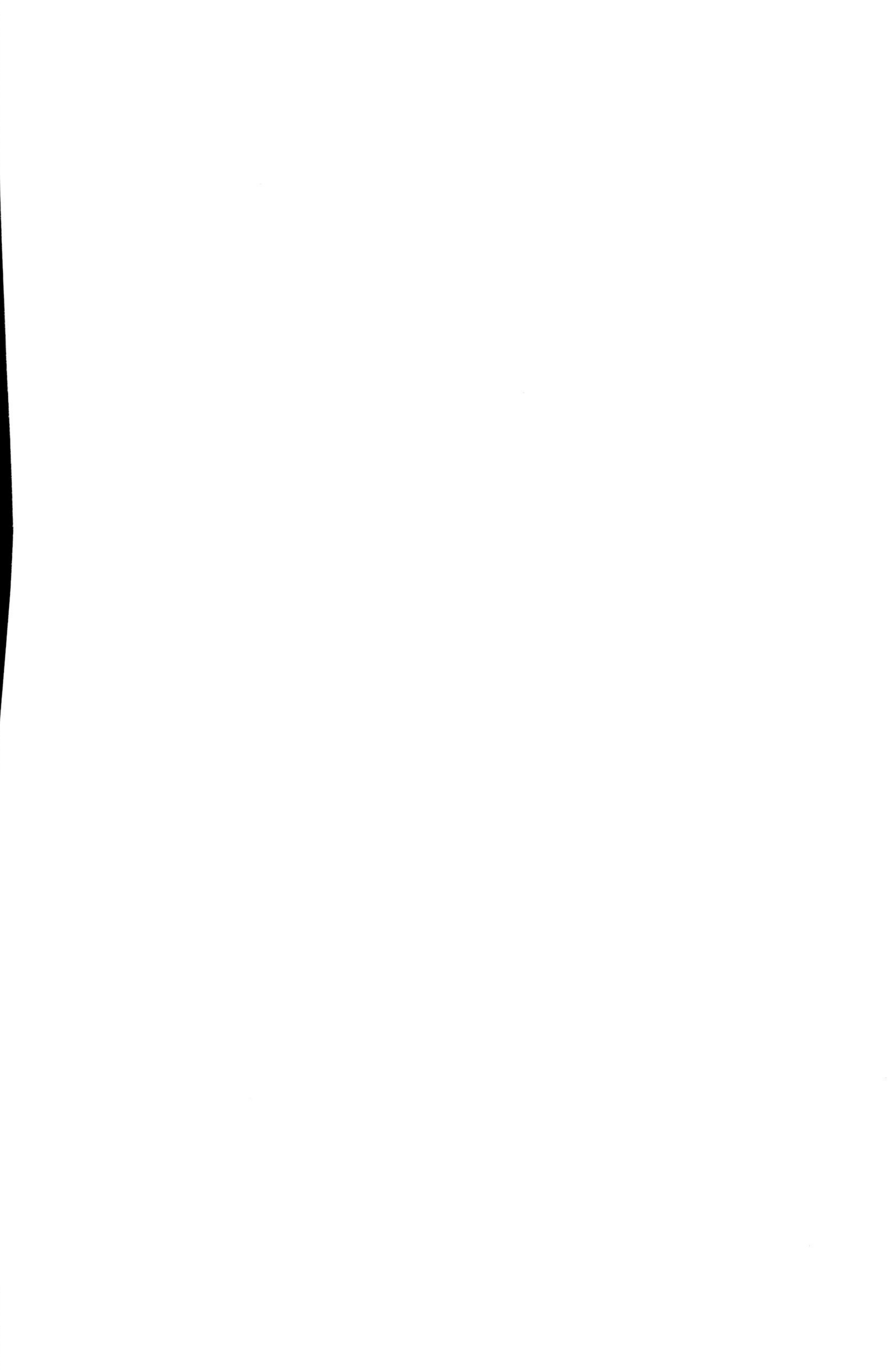